ESSAI HISTORIQUE

SUR

LES POISONS

ÉVÉNEMENTS ET ACCIDENTS

QU'ILS ONT PRODUITS

ŒUVRES DIVERSES

ESSAI HISTORIQUE

SUR

LES POISONS

SUIVI D'UNE ESQUISSE SUR LA

PHARMACIE AU MOYEN AGE

ET

D'UNE DISSERTATION SUR LA MANNE DU DÉSERT

Par M. E. GILBERT

Pharmacien, Ex-Interne des Hôpitaux de Paris.

MOULINS

IMPRIMERIE DE FUDEZ FRÈRES, ÉDITEURS

RUE DU VERT-GALANT (FAUSSES-BRAIES)

1868

AU LECTEUR

Ne vous effrayez point, je vous prie ; la science n'est pas aussi hérissée que veulent bien le dire des gens qui ont peut-être quelque intérêt à crier après elle. — Loin de moi la pensée d'être pédantesque, acariâtre et sourcilleux, et rebuter sottement le lecteur bénévole.

Si j'ai dû payer à la science un tribut mérité, j'ai la conscience d'avoir tout fait pour tempérer la sécheresse du sujet par quelques agréables et récréatives digressions.

Assez heureux, très-fier de suivre de loin, de bien loin les immortels génies qui nous ont frayé la route, je n'ai eu, je n'ai d'autre prétention que de vouloir plaire.

Prenez donc et lisez ; si mon petit ouvrage a pu exciter votre intérêt, charmer un moment vos loisirs, j'aurai reçu la plus flatteuse récompense.

INTRODUCTION

L'histoire des premiers temps des poisons est aussi obscure que l'histoire des premiers peuples.

L'auteur le plus ancien qui s'en soit occupé, et que l'on connaisse, est Orphée, médecin-poëte, qui vivait avant Homère.

Il composa un poëme intitulé *De Lapidibus*. Il parle des différents poisons végétaux et animaux, et des pierres précieuses que l'on considérait comme antidotes.

Homère, qui n'était cependant ni médecin ni naturaliste, en parle aussi ; et on trouve effectivement dans ses poëmes l'indication de six métaux et de plusieurs autres substances capables de faire naître des accidents toxiques.

Les Egyptiens avaient des connaissances plus étendues sur les poisons que n'importe quel peuple du siècle d'Hippocrate.

C'est en Egypte que les prêtres avaient porté leur système au plus haut degré de perfection. L'appareil mystérieux des initiations imprimait dans les âmes les plus profonds sentiments de respect et de crainte, et la conduite réservée, ainsi que les doubles doctrines de ceux des Grecs qui se vantaient d'avoir reçu leurs leçons, prouve que, pour obtenir quelques communications à leur dogme, il fallait s'engager au secret ou promettre de n'en faire part qu'à des adeptes, liés par les mêmes serments.

C'est sur le bord du Nil qu'est venue s'asseoir cette civilisation antique, qui, de là, s'est répandue dans tous les pays de l'Occident.

Cette contrée à jamais célèbre conservait une gloire non interrompue jusqu'à sa conquête par les Sarrasins.

Avant cette époque, la *chimie* était pratiquée, pour ainsi dire, conjointement avec la *médecine*, car Galien fait remarquer, dans son *De Compositione Medicamentorum secundum genera*, lib. V, c. II, la formule d'un *emplâtre*, nommé *emplâtre sacré*, très-utile contre les morsures des bêtes venimeuses, composée de substances presque chimiques et une association de poudres de minéraux. Donc, poisons et antidotes étaient connus alors.

Les conquérants puissants possédèrent tour à tour l'Egypte ; rarement elle a joui d'une paix durable.

Des dominations diverses auxquelles les Egyptiens furent soumis, lui firent peu à peu perdre le cachet de leur civilisation antique qui, à cette époque, les distinguait de tous les peuples de l'univers[1].

Les empoisonnements étaient très-fréquents chez les anciens, mais si on lit les œuvres d'Hippocrate, on est étonné du silence qu'il garde sur cette matière.

On en trouve les raisons dans les clauses de son serment, qu'on lira au premier Chapitre de l'opuscule. Son seul but, on doit le comprendre, était d'empêcher la connaissance des poisons et d'en rendre nulle la vulgarisation.

Les anciens connaissaient presque autant de poisons que nous en connaissons aujourd'hui, même encore plus, car beaucoup ne sont pas venus jusqu'à nous; du reste, comment le préciser? les documents à ce sujet manquent complètement.

Aristote n'en dit pas plus long sur cette matière. Mais, trente ans après Hippocrate, il paraît que la sage prudence et le silence absolu du Père de la médecine avaient été violés, car Nicandre de Colophon fait paraître son poëme *De Theriaca et Alexipharmacis*, où l'on est étonné de trouver des idées de physiologie et de thérapeutique sur les poisons.

Plusieurs siècles se passent dans un silence absolu. Galien, le médecin de Marc-Aurèle, ne dit que quelques

[1] Aujourd'hui, sous la libérale influence du souverain qui préside à ses destinées, l'Egypte prend sa place au nombre des pays les mieux civilisés; les arts et les sciences y prospèrent et reprennent de jour en jour une marche ascendante.

mots sur eux ; et, s'il en parle, ce n'est que de l'arsenic, et encore comme épilatoire.

Cependant, depuis Galien jusqu'au temps des Arabes, cette science des substances toxiques roule dans le cercle des opinions que l'on voit se succéder chez les Grecs.

Le tableau qu'elle présente, pendant la durée du bas Empire, offre peu d'intérêt.

La bibliothèque d'Alexandrie, formée par les princes amis de la science et des arts, fut brûlée, comme on le sait, du temps de la guerre de César et de Pompée.

Une violente sédition se déclara au milieu de la ville ; César fit mettre le feu aux vaisseaux qui se trouvaient dans le port, l'incendie se communiqua tout à coup aux bâtiments de la bibliothèque, et quatre cent mille volumes devinrent la proie des flammes.

Cette perte fut réparée peu de temps après, du moins autant qu'elle pouvait l'être. La bibliothèque de Pergame la remplaça : les livres attirent les savants, et les savants attirent les livres.

Dès le commencement de l'ère chrétienne, la science des poisons arriva à un haut degré de perfection.

L'histoire de l'intoxication ne commence qu'à Dioscoride ; il se sert d'expressions techniques, et emploie le mot *arsenichon* pour désigner l'arsenic.

Dioscoride a servi de type à tous les auteurs qui se sont occupés de poisons au seizième siècle.

Mais du seizième au dix-septième siècle cette science a été décrite avec plus d'exactitude. La science des criminels était arrivée à un point qui déroutait l'attention la plus soutenue de ceux qui voulaient se tenir en garde contre eux. — On avait beau étudier l'intoxication, on sauvait le malade quand des symptômes certains accusaient l'empoisonnement ; mais dans les cas sans caractères bien déterminés, comment pouvait-on se livrer à des recherches toxico-chimiques ?

La chimie n'avait pas atteint encore le degré de perfection qu'elle possède aujourd'hui.

ESSAI HISTORIQUE

SUR

LES POISONS

ÉVÉNEMENTS ET ACCIDENTS

QU'ILS ONT PRODUITS

CHAPITRE PREMIER

Des poisons chez les anciens. — La science des poisons prend naissance en Egypte. — Des poisons végétaux et animaux connus dans l'antiquité. — Poisons septiques. — Poisons indiens, etc.

Dès la plus haute antiquité, les poisons étaient connus. Non-seulement les anciens en connaissaient la valeur, mais encore certaines sectes savaient préparer les poisons les plus énergiques et s'en servaient dans un but criminel........

L'art de préparer les poisons passa de l'Egypte dans la Grèce.

La secte de Toth, qui pratiquait l'art sacré, passait pour avoir été en possession d'une foule de poisons secrets.

Les prêtres de l'Egypte, les initiés de Thèbes et de Memphis, furent les créateurs de l'art sacré; c'est dans les temples qu'ils le pratiquaient, et c'est là qu'ils avaient établi leur laboratoire. Dans l'établissement de leurs croyances cosmogoniques et symboliques, les anciens étaient partis de quelques faits naturels, mais bientôt les nuages des doctrines mystiques et spéculatives englobèrent ces faits : le laboratoire fournissait le positif; l'imagination, la théorie plus ou moins vagabonde.

Néanmoins, les passions, les vices des hommes, ont été le plus puissant auxiliaire à l'invention et à la recherche des poisons. Leur connaissance est donc aussi ancienne que le crime! Comment alors établir leur origine?

La toxicologie avait toujours été conservée par les anciens dans le silence le plus absolu. Le serment d'Hippocrate commençait par ces mots : « Je ne remettrai de poisons à personne! » Et Platon, au second Livre de sa République, rappelle une ancienne loi par laquelle il était défendu de se servir des poisons et d'en enseigner l'usage. — Voilà donc pourquoi l'histoire nous apprend si peu de chose sur la préparation des poisons de l'antiquité.

L'auteur qui en dit le plus long sur ce sujet est Galien, dans ses ouvrages (*Traité des antidotes*). Il dit qu'Orphée, Héliodore d'Athènes, Arate et quelques autres, furent ceux qui osèrent en dire le plus sur les poisons; et quoiqu'il affirme qu'il est imprudent de traiter ces matières devant le vulgaire, il ne se fait pas de scrupules d'en indiquer une longue série.

Néanmoins, l'auteur le plus ancien qui a laissé des détails sur l'histoire des poisons, est Nicandre de Colophon, qui vivait en 204 avant l'ère chrétienne.

Pline, Nicandre, Dioscoride, Galien, Paul d'Egine, en parlant des poisons, ont puisé tous aux mêmes sources ; on serait même tenté de croire qu'ils se sont souvent copiés textuellement.

Dioscoride affirme que, tant nombreux soient les poisons, leur action est toujours uniforme, et que le moyen à opposer à leur mauvais résultat est toujours aussi le même.

Partant de là, les symptômes seraient universels pour tous les poisons en général, sans qu'aucun poison occasionne de symptômes particuliers. Il divise les poisons en deux groupes : ceux qui tuent sur-le-champ, et ceux qui occasionnent des maladies de longue durée.

Le traitement, suivant lui, consiste à faire sortir le poison par le moyen le plus prompt ; dans ce cas, il est bon de provoquer les vomissements avec de l'huile tiède, seule ou mélangée avec de l'eau.

Nicandre ajoute que, comme antidote, les noyaux de pêches, écrasés dans l'huile blanche, étaient d'une action très-prompte et très-efficace.

Galien et Dioscoride donnent la liste des substances considérées comme vénéneuses.

Ils les partagent en plusieurs groupes : les poisons animaux, les poisons végétaux et les poisons minéraux.

POISONS TIRÉS DU RÈGNE ANIMAL.

Le *sang de taureau*. — Ce ne pouvait être que du sang qui avait éprouvé la fermentation putride; dans cet état, le sang est un poison septique très-énergique. — Ce poison était d'un usage très-fréquent chez les Athéniens.

Les *crapauds*, la *salamandre*, en un mot les serpents venimeux.

Un animal fabuleux, duquel les anciens racontent beaucoup de merveilles, est le *lièvre marin*. Il était réputé comme très-venimeux. Peut-être est-ce une espèce d'araignée de mer qu'ils ont voulu désigner sous ce nom[1].

[1] Peut-être cet animal fabuleux était-il la *tarentule*, de laquelle ils ne parlent pas d'une façon spéciale. Cette redoutable fille d'Arachné, qui se trouve aux environs de Tarente, ville de la Pouille, dans le royaume de Naples, a huit pattes et autant d'yeux; son corps est de la grosseur d'une noisette; sa tête est armée de deux crochets qui recèlent une liqueur venimeuse fort active; elle est en outre pourvue de deux antennes qu'elle agite très-vivement lorsqu'elle

La *sangsue* — était réputée occasionner la mort, lorsqu'elle était avalée par accident; le sang qu'elle suçait dans l'estomac causait la mort du patient.

aperçoit sa proie. Toute sa personne est velue; la couleur de sa peau est bleuâtre ou diaprée de taches livides. Pendant l'hiver, elle se tient cachée dans l'intérieur de la terre, sans mouvement, sans appétit; au printemps, elle sort de sa retraite et se met en embuscade pour arrêter les passants. Aussi les paysans ont-ils la précaution de se munir de petites bottines pour mettre leurs jambes à l'abri de ses attaques. Ceux qui sont piqués par ce monstre éprouvent un malaise général, des anxiétés, des angoisses, une tristesse profonde, la respiration devient pénible, les yeux se troublent, la voix s'éteint. Ils tombent dans une mélancolie profonde, cherchent les déserts, les tombeaux, et finissent leur vie d'une façon lamentable. — D'autres se livrent à tous les désordres d'une imagination effrénée; d'autres enfin tombent dans un état de stupeur et d'affaissement complet.

Un médecin de Raguse, nommé Balglivi, a donné une thérapeutique toute romantique et a fait une pathologie toute musicale pour les soins à donner à ceux qui étaient piqués par cet animal. L'art d'Esculape, d'après lui, est un art impuissant; c'est à celui de Linus et d'Orphée qu'il faut recourir. Un concert est plus efficace que toutes les préparations pharmaceutiques. « Hâtez-vous, s'écrie-t-il, « d'accorder vos instruments; car aussitôt que le malade entendra « un air assorti à sa situation, vous le verrez sortir peu à peu de sa « léthargie, s'animer doucement, agiter les pieds, les mains, et « s'associer à toutes les modulations qui frappent son oreille, se « lever et se livrer aux mouvements d'une danse vive, légère et « animée; mais si vous rendez un son faux, vous le verrez retomber « dans son premier état.

« Le rustre le plus lourd, la paysanne la plus grossière font des

Les *buprestes* et les *cantharides*, connues de Dioscoride, ont à peu près les mêmes propriétés toxiques. Pline, dans son Livre XX, ch. IX, s'y étend longuement; et Dioscoride décrit très-bien les troubles que ces insectes venimeux causent à la vessie. Pline les a indiqués, à l'intérieur, contre la lèpre. Aretée et Archigène ont été les premiers qui les aient employés à l'extérieur. Nicandre de Colophon conseillait, comme antidote, de la cantharide et des buprestes, le moût de vin, les œufs, ou le sel marin.

Le *miel d'Héraclée*. — Les anciens et les sages regardaient le miel comme le remède souverain et universel. — Hippocrate le conseillait dans le but de prolonger l'existence. Pythagore et Démocrite vivaient, dit-on, de pain et de miel, regardant cette alimentation comme devant infailliblement prolonger la vie et entretenir l'esprit dans toute sa vigueur.

Cependant, on rencontrait dans la province du Pont, aux environs d'Héraclée, une espèce de miel nommé *miel furieux*. Il était compté au nombre des

« efforts et des prodiges de souplesse qui rivalisent de talent avec le « virtuose le plus célèbre. — Quatre à cinq jours suffisent pour la « guérison. »

Malgré l'autorité de Balglivi, toutes ces cérémonies ne sont qu'une série de jongleries exploitées jadis au royaume de Naples par quelques misérables, violentant la compassion des incrédules.

poisons violents. Le général Xénophon raconte que ses soldats en avaient fait des gâteaux : tous ceux qui en mangèrent eurent le cerveau malade ; ils vomirent et furent purgés. Ceux qui en mangèrent peu avaient l'air simplement plongés dans l'ivresse ; ceux qui en avaient mangé beaucoup étaient devenus furieux. Il y avait plus de soldats étendus par terre, que si l'on avait livré et perdu une grande bataille ; le troisième et le quatrième jour, les empoisonnés se levèrent, las et fatigués comme on l'est après l'effet d'un remède violent. (HOEFER, page 189.)

On était persuadé, et avec raison, que les propriétés malfaisantes de ce miel étaient dues à des plantes vénéneuses sur lesquelles les abeilles s'étaient posées, telles que l'euphorbe, la belladone, la jusquiame, etc.

POISONS TIRÉS DU RÈGNE VÉGÉTAL.

Les poisons tirés du règne végétal, et énumérés par Nicandre, commencent par l'*opium.*

On a eu tort de contester aux anciens la connaissance de l'opium ; ils le connaissaient si bien qu'ils faisaient une différence bien tranchée entre l'*opion*, le *meconion*, et enfin le *diacodion*.

Hérodote, qui s'est occupé de l'opium, parle expressément du *meconion*, et décrit la manière de le préparer. — Le pavot noir donne un suc qui provoque la mort. — L'*opion* s'obtient en faisant, par un temps sec, des incisions longitudinales sur la tête des pavots ; le suc qui s'écoule se durcit, et on en fait des trochisques. C'est ce que Pline et Dioscoride apprennent au sujet de l'opium. Mais le *meconion* des anciens n'est point notre opium. Pline dit (xx-18) qu'il a bien moins de force (*multum opio ignavior*). Il dit encore (xx-19) que le *diacodion* s'obtient en faisant bouillir les têtes de pavots sauvages dans l'eau ; on passe à travers un linge, on reprend la colature avec du miel, et on l'évapore à réduction de moitié. C'est à peu près le sirop diacode de nos pharmacies.

Dans les temps antiques, les Romains s'occupaient avec beaucoup d'ardeur de la culture de l'opium. On sait que Tarquin le Superbe fit abattre les têtes de pavots de son jardin devant les ambassadeurs que son fils lui avait envoyés. Ce fut là toute sa réponse. (PLINE, lib. XIX.)[1]

[1] Le fils de Tarquin le Superbe, Sextus Tarquin, s'était emparé de Gabies par trahison ; cette ville ne voulut pas accepter le joug des Romains.

Sextus envoie des ambassadeurs à son père, pour lui demander conseil. Tarquin passe dans son jardin, et, en leur présence, coupa la tête des pavots les plus élevés. Ce fut là sa réponse.

Les médecins de l'antiquité le condamnèrent comme vénéneux, et Dioscoride dit qu'il nuit à la vue. Pline raconte que c'est au moyen de l'opium que Cecina, ancêtre de Mécène, se donna la mort.

Nicandre dit que celui qui boit un breuvage dans lequel il rentre du suc de pavot, tombe dans un profond sommeil : la face pâlit, les yeux encavés présagent la mort. Il ne faut pas, dit-il, se laisser abattre et effrayer à cet aspect ; il faut donner au malade une boisson tiède, composée de lait et de miel, et remuer le corps violemment afin que le malade vomisse.

En second lieu venait la *jusquiame*. C'était surtout la graine qui servait de poison. Elle passait pour causer des vertiges et donner des accès de folie momentanée. On distinguait comme aujourd'hui deux sortes de graines : la *blanche* et la *noire*. Pline dit qu'on ne peut en manger plus de quatre feuilles sans que la tête soit bouleversée.

En troisième lieu arrive la *mandragore*. Cette plante possède une odeur très-âcre ; elle est narcotique ; on produisait l'anesthésie par son moyen, dans le même but qu'aujourd'hui on pratique

Sextus comprit, vit ce qui était nécessaire, mit à exécution ce conseil, en faisant exécuter les grands de la ville et les principaux chefs qui ne voulaient pas se soumettre.

l'éthérisation. C'était avec cette plante, et principalement avec celles de la famille des solanées, et notamment avec la *jusquiame*, le *datura* et la *belladone* que les magiciens faisaient leurs jongleries, en produisant, par des breuvages empoisonnés, des hallucinations, des visions extraordinaires, et même l'aliénation mentale momentanée.

La *ciguë* arrive ensuite. La mort de Socrate l'a rendue célèbre. On l'exprimait et on faisait un suc avec les tiges, les graines et les fleurs. Les symptômes de l'empoisonnement sont signalés par les auteurs, particulièrement, comme causant de la pesanteur et du froid aux membres inférieurs. Le vin pur passait pour son contre-poison.

Vient ensuite un nombre assez considérable de sucs tirés, pour ainsi dire, tous de la famille des euphorbiacées et des apocynées : l'*elaterium*, la *bryone*, le *toxicum*, etc.

L'*aconit*, dont le nom vient, suivant Théophraste, de la ville d'*Acon*, près d'Héraclée, où cette plante croît en abondance, est un poison des plus énergiques. — Les anciens le croyaient aussi et lui avaient donné le nom de *tue-panthère*. — La mythologie indique la naissance de l'aconit, elle la fait sortir de l'écume de Cerbère. — Pline raconte au chapitre XXVII, liv. II, que Calpurnius Bestia, conjuré de Catilina, faisait mourir ses femmes avec l'*aconit*.

Vient après le *colchique*. Médée de Colchis, la célèbre magicienne de l'antiquité, composait avec cette plante des breuvages empoisonnés.

Le *smilax* ou *taxus*, connu des Romains, était le *daphne mezereum* de nos pharmacies. C'est un poison âcre dont les propriétés sont bien connues.

L'histoire rapporte que Cativulcus, roi des Eburons, se fit mourir avec ce poison.

L'*ellébore*, qui jouissait autrefois de la réputation de guérir la folie, était employée par les Romains, comme poison, pour détruire les insectes et animaux nuisibles; et Aulu-Gelle nous apprend que les Gaulois empoisonnaient leurs flèches en les trempant dans le suc de cette plante.

L'*herbe sardonique*. C'est une espèce de renoncule; la plupart sont des poisons âcres, d'une action vésicante, qui enlèvent la peau et occasionnent une rubéfaction violente. Cette herbe sardonique, de la famille des renonculacées, est, d'après quelques auteurs, très-vénéneuse. Cette renoncule fait éprouver des douleurs très-vives lorsqu'on l'a avalée en suc, ou lorsqu'on la mâche, elle produit la contraction spasmodique des muscles de la face, des joues et de la bouche. — Quoi qu'il en soit, ce rire apparent a reçu le nom de sardonique de la part des anciens, parce qu'il était produit par une espèce de renoncule commune en Sardaigne.

Le nom de renoncule vient de *rana* (grenouille), parce que la plupart viennent dans des terrains ou des prairies humides.

Les anciens connaissaient un assez grand nombre de champignons vénéneux. Nicandre les désigne sous le nom de *mauvais ferment de la terre.* — Une violente contraction à la gorge, — chose qui ne manque jamais dans un empoisonnement par des champignons vénéneux, — était signalée par les auteurs; aussi administraient-ils, comme contre-poison, le vinaigre ajouté à une colature de cendres de sarments [1].

Telles étaient les substances végétales et animales connues des anciens.

A cet arsenal de poisons animaux et végétaux, nous n'avons pas beaucoup à ajouter de nos jours pour en posséder davantage. Ils connaissaient comme nous les effets funestes des animaux venimeux et des plantes que nous avons décrites.

[1] Remarque. — C'est cependant un préjugé bien dangereux, celui qui fait considérer le vinaigre comme l'antidote des champignons. Cet agent ne fait qu'accroître l'irritation, quand on le donne trop concentré, lors même qu'il est étendu dans une certaine quantité d'eau. Il ne convient que quand les voies alimentaires ont été débarrassées des substances vénéneuses, la première et la plus pressante de toutes les indications à remplir dans presque tous les cas d'empoisonnements.

On est forcé de reconnaître avec quel à-propos l'antidote vient combattre l'effet du poison, et avec quelle précision ils donnent sans hésiter les secours nécessaires, administrés avec sagacité et justesse.

Quand on voit la substance employée pour détruire les suites funestes du poison, on est tenté de croire que les anciens avaient, sous ce rapport, des idées bien plus avancées qu'on ne le pense.

Les substances végétales vénéneuses, citées par Dioscoride, Pline et Galien, peuplent aujourd'hui nos officines. Les alcaloïdes que l'on en retire possèdent, sous un petit volume, et leurs propriétés vénéneuses et leurs propriétés curatives, et plus que jamais la thérapeutique actuelle emploie la *bryone*, l'*aconit*, la *ciguë*, la *jusquiame* et le *colchique*.

Cependant, les poisons empruntés au règne animal, connus sous le nom de poisons *septiques*, semblaient obtenir la prépondérance sur les autres. Diodore nous apprend que les Indiens avaient l'habitude de tremper leurs flèches et leurs lances dans du poison; ce poison était combiné avec des serpents pourris. Ceux qui en étaient blessés mouraient au milieu d'horribles convulsions.

De nos jours encore, ils enduisent leurs flèches de *ticuras*, extrait d'une grande quantité de plantes vénéneuses. Les sauvages de la Guyane arment les pointes de leurs flèches avec le *woowara*, poison extrait d'une espèce de liane. Aujourd'hui, ils se servent du *curare*[1], poison qui n'est actif que lorsqu'il est frais, et qui est extrait d'une liane appelée *vefuco de mavacarre*, d'après M. de Humboldt.

[1] Il y a six ans que le *curare* a été proposé comme spécifique dans le traitement du *tétanos* et de la *rage*. C'est une espèce d'extrait noir, cassant, d'apparence *résinoïde*, très-soluble dans l'eau bouillante. Il contient de la *strychnine* et de la *brucine*. MM. Boussingault et Roullin ont extrait du *curare* la *curarine*. — La *curarine*, d'après M. Claude Bernard, est vingt fois plus active que le *curare*. (Voir l'*Union Pharm.*, 1865.)

Les fameux poisons indiens nommés *chettick*, *urari*, *curari*, *ourari*, *wourali*, *woorara*, *thchettik*, *ticunas*, *tieuté*, *upas-tieuté*, *titan-cotte*, sont produits par des strychnos. (Voir *Revue Pharm.*, 1850-1851.)

Le mot *upas* qui, dans les archipels des Molluques et de la Sonde signifie *poison végétal*, s'applique à deux substances extraites de certaines plantes dont les naturels se servent pour empoisonner leurs flèches, et dont l'action fort rapide est analogue à celle de la strychnine. — Il faut encore ajouter le *icaja*, arbuste des apocynées, qui sert, au Gabon, à préparer la *liqueur d'épreuves* dans les duels judiciaires ...

CHAPITRE II

POISONS MINÉRAUX

Des poisons minéraux connus des anciens. — De l'arsenic-sandaraque. — Du mercure. — De la litharge. — De la chaux vive. — Du gypse.

— ACIDE PRUSSIQUE. —

Des poisons lents. — Caïus Caligula, Néron, Locuste.

Le premier des auteurs anciens qui se soit servi du nom *arsenic* est Dioscoride. — Ce corps, qui n'a bien été étudié que dans les temps modernes, était cependant bien connu des anciens, qui en parlent sous le nom de sandaraque et même d'arsenicum. On le trouvait à Mysie, dans l'Hellespont. Comme ils croyaient qu'il se produisait dans les mêmes mines que la sandaraque, et que le meilleur est celui qui se trouvait sous la forme de morceaux compactes et écailleux, on est certain que c'était l'orpiment ou sulfure jaune d'arsenic qu'ils connaissaient.

D'après Vitruve et Pline, les Grecs connaissaient l'arsenic. Les anciens n'ont pas décrit les propriétés toxiques de l'arsenic blanc; cela paraît étonnant puisqu'ils font remarquer que, pour donner plus de propriétés à l'orpiment, il faut le torréfier dans un vase de terre neuf, jusqu'à ce qu'il change de couleur. (*Torretur ut validius prosit, in nova testa, donec mutet colorem.* PLINE, liv. XXXIV, ch. XVIII.) Dioscoride dit que la sandaraque calcinée avec du charbon change de couleur; on l'emploie en frictions sur la peau, et elle l'irrite et fait tomber les poils.

En résumé, l'arsenic des anciens est tantôt un sulfure pur d'arsenic, tantôt l'arsenic sublimé.

Dioscoride dit que la sandaraque et l'arsenic, pris en breuvage, occasionnent de violentes douleurs dans les entrailles; c'est pourquoi il faut apporter en remède tout ce qui peut adoucir, comme les juleps calmants, les émulsions et les émollients.

La sandaraque, l'arsenic sublimé ou l'orpiment, étaient comptés au nombre des poisons.

Hippocrate a parlé de l'arsenic, et l'indique comme remède contre le catarrhe chronique, l'asthme. — On a fait observer qu'il se trouvait en contradiction avec son serment, puisqu'il ordonnait aux hydropiques d'avaler cinq *cantharides* entières, lesquelles sont un poison irritant.

Platon, qui était à peu près contemporain d'Hippocrate, garde le silence à propos des poisons.

Des auteurs prétendent, néanmoins, qu'Aristote a parlé de l'arsenic. Mais M. Rognetta, auteur de plusieurs ouvrages sur les poisons, dit avoir parcouru attentivement tous les chapitres de ses œuvres et n'y avoir rien trouvé à ce sujet.

Cependant, chez les Grecs, les empoisonnements étaient très-fréquents. On sait que, chez les Athéniens, la mort par la *ciguë* était le supplice des coupables. Le bourreau de Socrate avait acquis une telle expérience en cette matière, qu'il conseillait à ce philosophe de ne pas trop se promener dans la prison après avoir bu le contenu de sa coupe, car la marche, disait-il, « développe le calorique, et le calorique étant contraire à l'action de la ciguë empêcherait celle-ci d'arriver promptement au cœur et retarderait la mort. »

Les Athéniens savaient, du reste, que le vin était le contre-poison de la ciguë ; de là cet adage connu chez eux : « *Comme la ciguë est le poison de l'homme, de même le vin est le poison de la ciguë.* » C'est-à-dire qu'il la paralyse et en neutralise les effets.

Ils savaient très-bien aussi que les poisons passent dans le sang, puisque les lois prescrivaient de donner la ciguë dans une petite quantité de vin, dans le but de la faire pénétrer plus promptement au cœur ; et le bourreau avait le soin de ne pas mettre trop de vin, dans la crainte de neutraliser l'action du poison.

Les guerriers du temps d'Alexandre, les Scythes, les anciens Gaulois, les peuples Germaniques trempaient leurs flèches dans des sucs vénéneux.

Les grands seigneurs de l'antiquité craignaient beaucoup les poisons; ils étaient toujours munis de prétendus contre-poisons, de pierres précieuses, de *bezoards* attachés au pli du coude ; leurs médecins se faisaient beaucoup valoir, en se rendant nécessaires par des contre-poisons qu'ils disaient toujours avoir ; aussi dînaient-ils constamment à la table des rois et goûtaient les mets conjointement avec les ministres. (*Mercurialis.*)

Pourtant, malgré ces défenses sévères, trente ans après la mort d'Hippocrate, paraît le poëme de Nicandre : *De Theriaca et Alexipharmacis,* qui est simplement un véritable chef-d'œuvre de toxicologie.

L'auteur ne s'occupe que de poisons végétaux et animaux ; quant aux poisons minéraux, il en mentionne quelques-uns, surtout les mercuriaux et les composés de plomb ; mais pas un mot de l'arsenic.

Non-seulement il prescrit de prendre des poudres indiquées comme contre-poisons, mais encore il ordonne de faire boire à la suite quatre tasses de vin miellé.

Depuis cet auteur jusqu'à Galien, plusieurs siècles se passent sans que l'on parle des poisons. Galien ne dit que quelques mots sur l'arsenic, et tout en enfreignant le serment du grand maître, il n'en parle qu'à l'état de sulfure; il l'indique comme *épilatoire*, et il critique même les auteurs anciens qui auraient enseigné à connaître les poisons.

Cependant, comme épilatoire, la *poudre galénique* était employée par les dames romaines, et surtout par les actrices; mais elles avaient la sage précaution d'exposer vivement leur figure à la vapeur du soufre, qui, tout en blanchissant la peau, corrigeait l'action un peu mordante de la poudre.

Galien savait, cependant, que les poisons n'agissent qu'après résorption. Il explique même, par l'absorption cutanée, le cas d'une dame qui s'empoisonna *dans un bain arsenical*.

Néanmoins, l'arsenic était un des poisons les mieux connus des anciens. Oribase, qui vivait après Galien et Dioscoride consacre un chapitre entier de ses œuvres à l'*orpiment*, à l'*arsenic* et à la *sandaraque*. — Après lui, Aétius et Scribonius, et au septième siècle, Paul d'Egine consacre un livre aux poisons; il y parle de l'arsenic. — Au treizième siècle, Avicenne publia son grand ouvrage ; il n'a pas négligé l'arsenic, et il recommande de ne pas confondre l'acide arsénieux avec les sulfures.

Le *mercure*. — Ce seul métal liquide a, de tout temps, frappé l'imagination. Il n'en est fait mention ni dans l'Ancien Testament, ni dans Hérodote.

Les magiciens Égyptiens, voulant imiter les miracles de Moïse, avaient construit des tubes en verre et les avaient remplis de mercure ; ces baguettes, agitées sous l'action directe des rayons du soleil, par le remuement continuel de ce que l'on nommait *argent-vif*, simulaient le mouvement des serpents.

Les Romains le nommaient *argentum vivum*, et les Grecs *eau d'argent*. On le recueillait dans les mines d'Espagne sous forme d'une *liqueur éternelle*, comme le nommaient les Romains, *liquoris æterni*, et Pline (livre XXXIII), *venenum omnium rerum*, poison de toutes choses.

Pline et Dioscoride parlent du mercure et indiquent la manière de l'obtenir du cinabre. Cette opération est fort bien décrite et avec beaucoup d'intelligence. Vitruve indique aussi des procédés ingénieux. C'était le cinabre qui était réputé poison. On ne voit pas encore que les anciens parlent du sublimé corrosif ni d'aucun autre composé mercuriel, si ce n'est du sulfure naturel avec lequel on préparait des pommades et des liniments employés sur la tête et sur le ventre.

Néanmoins, ce métal leur paraissait merveilleux et terrible.

Il servait aussi à des jongleries : les magiciens s'en faisaient un instrument ; et Aristote raconte que Dédale, qui vivait 1300 ans avant Jésus-Christ, avait appris des prêtres de Memphis à donner du mouvement à une Vénus de bois, en coulant du mercure dedans.

Ce sont les Romains qui donnèrent à ce métal le nom de *Mercure*, soit parce qu'ils avaient cru qu'il existât, entre lui et la planète qui porte son nom, un rapport inconnu, ou que le voyant s'emparer avec vivacité des autres métaux et s'y allier avidement, ils l'avaient comparé au dieu des voleurs, Mercure.

La *litharge, — spuma argenti.* — Pline la nomme scorie de plomb; elle était employée comme aujourd'hui en médecine dans la préparation des emplâtres. Dioscoride et Galien mentionnent les propriétés vénéneuses des sels de plomb.

La *céruse*, ou carbonate de plomb, était aussi connue. Nicandre dit qu'elle rend l'eau laiteuse : on employait comme contre-poison l'huile d'olives et le lait.

La *chaux* et le *gypse*[1], qu'ils ont sans doute confondus ensemble, étaient aussi sur la liste des poisons. Hippocrate ordonnait le gypse comme remède.

Ils ordonnent, comme antidote, l'eau vinaigrée, saturation de la base par un acide.

Voici donc les poisons minéraux énumérés par les anciens. On voit qu'ils sont les fondateurs de la science toxicologique. L'honneur en revient, suivant Galien, à Mithridate et à Attale; ils avaient expérimenté les poisons et leurs antidotes sur des hommes condamnés à mort.

Tous les poisons, c'est chose reconnue, sont terribles et funestes; toutefois, d'après les anciens, il en existait un plus énergique encore que les autres.

[1] Pline raconte, dans son *Hist. Naturalis*, lib. LV, cap. XXIV, que Caïus Proculeius, lié de la plus grande amitié avec César-Auguste, s'empoisonna en buvant de l'eau fortement chargée de gypse.

Schenckius raconte, à l'article *gypse* (*Observatio* 222, page 859, Francfort, 1693), qu'Emmanuel, empereur de Byzance, joua une terrible ruse à Conrad III, qui assiégeait Konich, capitale de la Lycaonie.

Conrad, à sa prière, fit vivement marcher son armée du Bosphore sur les ennemis, et lui, le perfide empereur, envoya de Byzance, à ses troupes et dans les camps, du gypse en poudre mêlé à la farine. Cette nourriture fit périr quantité de soldats. L'expédition ne put se terminer, le siége cessa; et le roi, consterné de sa défaite, abandonna l'Asie et s'en retourna chez lui en passant par la Thrace.

Les prêtres Égyptiens, qui pratiquaient l'art sacré et qui y admettaient des initiés, connaissaient la peine du *pêcher* infligée aux indiscrets : ce toxique entraînait, disent-ils, inévitablement la mort.

Dioscoride, Pline, Galien, Columelle et Nicandre rapportent que le pêcher (*persca*) était un arbre pernicieux et vénéneux. Leur étonnement est grand, parce que, disent-ils, le fruit est très-bon et très-mangeable. Cependant les noyaux de pêche écrasés exhalent l'odeur caractérisque de l'*acide prussique* ou *cyanhydrique*.

L'acide prussique a pour signe non équivoque l'odeur de fleurs de pêcher, ou de l'amande pilée du noyau de pêche, si on soumet celle-ci à la distillation avec un peu d'eau; on l'obtient surtout en condensant dans un récipient convenablement refroidi les premières vapeurs. Tout porte à croire que les anciens connaissaient la distillation; — pour obtenir ce produit il était nécessaire qu'ils la connussent.

L'acide prussique ainsi obtenu, se fait remarquer par son excessive amertume. C'est là ce qui fait souvenir des *eaux amères* que, d'après la coutume égyptienne, le prêtre faisait avaler à la femme adultère. — Ce poison foudroyait et ne laissait aucune trace sur le corps.

M. Hœfer, dans son *Histoire de la Chimie*, parle

de l'initiation à l'art sacré et des peines infligées aux parjures. Les initiés s'engageaient au silence le plus absolu. Ils juraient par les quatre éléments, par les Parques, Mercure et Anubis, Cerbère et le dragon Kercouraborus. Des statues d'Harpocrate, placées dans les rues et carrefours, rappelaient sans cesse les initiés aux devoirs du silence. Et quel était le genre de mort infligé aux indiscrets? Le poison.

Le poison qu'on leur faisait prendre agissait avec la rapidité de la foudre : c'était l'acide prussique.

En effet, la feuille de pêcher était consacrée au dieu du Silence; et M. Duteil, auteur d'un *Dictionnaire des Hiéroglyphes*, raconte qu'on lit sur les *papyrus* du Louvre : « Ne prononcez jamais le nom « de *IAO* sous la peine du pêcher. » Enfin les initiés passaient pour avoir en leur possession une foule de poisons secrets.

DES POISONS LENTS

Au commencement de l'ère chrétienne, la fabrication des poisons était arrivée à un certain degré de perfection; les empoisonnements se répétaient souvent, surtout à Rome, où la civilisation et la corruption étaient au même niveau.

L'histoire de Néron nous en offre la preuve, et tant d'autres faits le démontrent aussi. — Scipion l'Africain s'est suicidé en avalant du poison. — Plutarque raconte qu'il fut trouvé mort après son souper.

Le malheureux Sénèque craignait tellement d'être empoisonné chez Néron, qu'il s'abstenait de manger à la table de ce prince.

Les empoisonnements étaient très-familiers à Rome, dès les premiers temps de la fondation de cette ville, car on lit dans Plutarque (*Vie des Hommes illustres*, tome Ier) que quelques années après que les Romains fraternisèrent avec les Sabins, Romulus établit une loi dans laquelle il est dit. « Qu'une femme peut être répudiée par son « mari, s'il est reconnu qu'elle a empoisonné ses « enfants. »

Les criminels des premiers temps de l'empire Romain employaient principalement les sulfures d'arsenic.

Les lois de Rome ne prescrivaient pas la ciguë, ni d'autres poisons pour infliger la peine de mort; elles ne défendaient pas non plus aux écrivains d'en parler. Néanmoins ils gardèrent le silence le plus absolu sur cette matière.

En voici la raison : les compositeurs de poisons en faisaient un secret, les médecins s'occupaient plutôt à comprendre et à commenter Hippocrate et Galien.

L'intoxication arsenicale était bien connue chez les Romains; — quoique décrite d'une façon incomplète par Dioscoride, qui parle le premier de l'arsenic; — mais si l'intoxication est mal décrite, il n'en est pas de même du traitement, qui est parfaitement compris.

Mais, à cette époque, l'arsenic seul n'était pas employé par les criminels, l'*aconit* jouait aussi son rôle: car les empoisonnements que l'on voit se commettre sont racontés d'une façon telle, que les symptômes décrits ne se rapportent pas tous à ceux occasionnés par l'intoxication arsénicale.

Ces poisons, administrés en petite quantité, déterminaient une asthénie lente, le marasme et la mort. — Ce sont les poisons lents.

On a discuté que l'on puisse s'habituer à l'action des poisons, et on traite de fabuleuse la fameuse histoire de Mithridate et celle de cette jeune fille qui, au dire des historiens, avait été habituée dès l'enfance à manger de l'aconit, et rendue capable d'empoisonner, par ses baisers, les personnes dont Mithridate voulait se défaire.

Les poisons étaient familiers à Médée, à Circé, à Locuste et aux autres magiciennes de l'antiquité. Théophraste parle d'un poison qui tue au bout de deux ou trois mois, même au bout d'un an ou deux: — le résultat était toujours certain. — Il raconte que ce poison se préparait à l'aide de l'aconit. Suétone nous apprend que la haine de Tibère et de Cneius Pison détermina la mort de Germanicus. Germanicus avait été adopté par son oncle Tibère ; il exerça la questure cinq ans avant l'âge permis par les lois, et le consulat immédiatement après. Il fut envoyé en Germanie et contint énergiquement les légions qui, à la mort d'Auguste, ne voulaient pas reconnaître Tibère comme empereur. Il vainquit ses ennemis et en triompha. Il fut créé consul pour la seconde fois. Mais avant d'entrer en charge, il fut, pour ainsi dire, chassé de Rome par Tibère, qui le chargea des affaires d'Orient. Il mourut à Antioche, à l'âge de trente-quatre ans, d'une maladie de langueur causée par le poison.

En effet, raconte Suétone, dans son *Histoire des douze Césars*, outre les taches livides qu'il avait sur le corps et l'écume qui lui sortait de la bouche, on remarqua que, parmi ses cendres et ses os brûlés, son cœur resta dans son entier ; et l'on croit communément, dit encore Suétone, que le cœur imprégné de poisons, peut résister au feu. C'était donc un poison lent dont il fut victime.

On convient aussi, d'après Suétone, dont l'histoire me sert de guide, que l'empereur Claude fut empoisonné, mais on ne sait comment. Quelques-uns disent que ce fut dans un repas au Capitole avec les pontifes, et par le ministère de l'eunuque Halotus, dont les fonctions étaient de goûter les plats avant lui. D'autres, que ce fut dans un festin domestique, et par la main d'Agrippine, qui lui présenta un champignon, légume qu'il aimait beaucoup[1]. Selon les uns, il perdit la parole aussitôt et mourut au point du jour, après avoir souffert toute la nuit. Selon d'autres, il s'assoupit d'abord, se réveilla avec des vomissements; on lui fit prendre une seconde dose de poison dans un potage, comme pour lui faire reprendre ses forces, ou dans un lavement pour le débarrasser d'une indigestion[2].

Caïus Caligula, jaloux des succès d'un gladiateur nommé Columbus, vainqueur et légèrement blessé, fit mettre dans sa plaie un poison qui fut appelé de

[1] D'autres rapportent qu'Agrippine, de concert avec Halotus, saupoudra ce champignon d'une poudre arsénicale, à l'insu du cuisinier.

[2] La voie de l'intestin rectum, comme propre à l'introduction des poisons, n'était pas inconnue des anciens. Conrad, roi de Naples, fut, au dire de Zacchias, empoisonné par son frère naturel, Manfred, à l'aide d'un lavement. (Rognetta, page 38.)

Tacite dit que Claude fut empoisonné simplement avec des champignons, et que Xénophon, médecin gagné par Agrippine, voyant que la mort n'était pas assez prompte, lui enfonça dans la gorge, sous prétexte de le faire vomir, une plume enduite d'un poison subtil mais inconnu.

(*Note de l'Auteur.*)

son nom le *poison de Columbus*[1]. C'était ainsi, du moins, qu'il le nommait parmi les autres poisons. Il paraît, du reste, que Caïus Caligula possédait un arsenal complet de poisons. Suétone raconte (chapitre XLIX) que, voulant se retirer à Antium ou à Alexandrie, après avoir fait périr tout ce qu'il y avait de plus illustre dans les deux premiers ordres de l'Etat, on trouva dans ses papiers deux mémoires intitulés, l'un le *Glaive*, et l'autre le *Poignard*. C'était la liste de tous ceux qu'il destinait à la mort. On lui trouva aussi une grande cassette pleine de poisons. Claude les fit jeter dans la mer, les flots en furent infectés, et la marée jeta sur le rivage une grande quantité de poissons morts.

Tout le monde connaît l'histoire de Néron et de l'empoisonneuse Locuste. Quant aux meurtres et au parricide de ce monstre couronné, loin d'être étranger à l'assassinat de Claude, on peut affirmer qu'il était certainement le complice de sa mère.

Suétone dit (chapitre XXXIII) qu'il s'en cachait si peu, que, se servant d'une expression grecque, il appela *nourriture divine* les champignons qui avaient servi à empoisonner Claude.

Il employa le poison contre Britannicus, dont

[1] C'était sans doute de l'arsenic qu'il fit introduire sous la plaie, à l'exemple de ce Calpurneum : *Que digito interficiebat uxores*.

il était jaloux à plus d'un titre. Ce jeune prince avait la voix plus belle que lui; cela suffisait à Néron, artiste passionné. Locuste, qui avait dénoncé beaucoup d'empoisonneurs dont elle était complice, lui fournit d'abord un poison qui ne réussit pas, comme il l'espérait, et qui ne donna à Britannicus que la diarrhée. Néron la fit venir, la chargea de coups, lui reprochant d'avoir donné un remède au lieu d'un poison; et comme elle s'excusait sur le dessein qu'elle avait eu de cacher un crime si odieux : « Sans doute, lui dit-il, je crains la loi Julia; » et il l'obligea de composer devant lui le poison le plus prompt qu'il serait possible; il l'essaya sur un chevreau, qui n'expira que cinq heures après; il le fit fortifier, recuire encore, et l'essaya sur un bouc, qui mourut sur-le-champ.

Il ordonna que l'on portât ce poison dans la salle à manger et qu'on le servît au souper de Britannicus. Le jeune prince tomba aussitôt qu'il l'eut goûté, et Néron dit aux convives que c'était une attaque d'épilepsie à laquelle il était sujet. Il le fit enterrer à la hâte le lendemain, par un très-mauvais temps, et sans aucune pompe.

A l'égard de Locuste, il la récompensa de ce service en lui assurant l'impunité, et des terres considérables, et lui donna même des disciples.

Personne n'a pu préciser le genre de poisons

que Locuste employait. La manière dont fut foudroyé Britannicus prêterait à croire que c'était une infusion très-concentrée de feuilles de pêcher, mêlée à ses aliments. — Comme l'expose Suétone, ce ne pouvait être qu'un poison lent, qui prit de la force par l'évaporation à laquelle le soumit Locuste; peut-être aussi était-ce une infusion concentrée d'aconit. Ce fut, d'ailleurs, le même poison, à un état plus dilué, qui fit mourir en lenteur Germanicus.

Toutes ces suppositions n'affirment rien; elles démontrent seulement la quantité de poisons qui étaient à la disposition de ces princes, qui en abusaient si honteusement et avec tant d'impunité.

On frémit à la vue de tant d'horreurs! Cependant ce ne sont pas là les derniers crimes de Néron. Après le meurtre de sa mère Agrippine, sur laquelle la voie du poison avait échoué, il fit, pour s'emparer de ses biens, mourir une de ses tantes, qui déjà était malade d'une irritation d'entrailles, en ordonnant au médecin de la purger souvent. Néron avait promis à Burrhus, préfet du prétoire, un remède pour le mal de gorge; il lui envoya du poison. Il fit périr de la même manière de riches affranchis qui l'avaient fait adopter par Claude, et qui avaient été ses soutiens et ses conseillers. (Suétone, ch. xxxv.)

Les anciens connaissaient-ils plus de poisons que nous n'en connaissons aujourd'hui? Non, sans doute. Mais, par le mystère même que l'on en faisait, la vulgarisation en était plus répandue.

CHAPITRE III

État de la science toxico-chimique du troisième au neuvième siècle, et du neuvième aux seizième et dix-septième. — Ce que les alchimistes entendaient par poisons. — Arnaud de Villeneuve décrit la propriété de quelques-uns.

Du troisième au neuvième siècle après Jésus-Christ, l'histoire des poisons proprement dits se trouve moins en relief. La décadence du grand empire romain coïncide avec l'établissement d'une religion nouvelle. Les dieux de l'Olympe tombent de leurs piédestaux vermoulus, et le dogme de la religion de l'amour universel luisait de plus en plus à mesure que l'étoile de la puissance romaine allait en se ternissant et s'éclipsant toujours. — Les doctrines mystiques absorbaient les esprits; la chimie commençait à paraître sous le nom d'*art sacré*. — L'étude des lettres, des plantes, des animaux et des planètes remplacèrent l'étude de cette science terrible, qui plaisait d'autant plus qu'elle était mystérieuse. La pierre philosophale, renfermant en elle la panacée universelle, côté spéculatif, rattachant le côté théorique aux mystères de la religion, de l'astrologie et de la cosmogonie, apparut pour la première fois ; les doctrines mystiques des philosophes d'Alexandrie occupaient les esprits, — il faut le dire aussi, — la cabale et la magie prirent grandement naissance. Les évêques et les docteurs de l'Eglise étaient trop occupés à propager la foi et à convertir les infidèles pour se livrer activement à l'étude des sciences profanes ; — et les Romains dégénérés de l'empire d'Orient résument les travaux de leurs prédécesseurs plutôt qu'ils n'en créent. A cette même époque apparut Charlemagne. Il songe à faire instruire les nations barbares : des écoles sont établies à Lyon, à Metz, et enfin dans les principales villes de France et d'Allemagne. Il fonda des académies des sciences et des lettres. Alcuin et Eginhard, savants très-distingués, se trouvaient souvent en son palais.

Cependant, à la mort de Charlemagne, il arriva ce qui arrive à la chute d'un grand empire.

Les idées se relâchèrent, et au lieu d'un seul chef il y en eut mille. La féodalité allait arrêter pour longtemps l'essor des sciences, de la monarchie, de la civilisation.

Pendant toute la durée du moyen âge, la science ne fait presque aucun pas; à peine profite-t-elle des travaux des anciens.

Celui qui était trop hardi dans ses pensées, avait deux alternatives : la prison ou le bûcher. Tout ce qui était chimie ou poisons ne pouvait être que l'œuvre du démon. Les alchimistes eux-mêmes, voyant se briser leurs instruments avec fracas, s'imaginaient réellement entretenir un rapport secret avec tous les diables.

L'alchimie est la chimie du moyen âge, comme l'art sacré était la chimie des philosophes d'Alexandrie.

En parcourant l'histoire, depuis le neuvième jusqu'au seizième siècle, on est frappé du peu de chemin que fait la science.

Les alchimistes étaient caractérisés par une abnégation complète et une patience sans bornes. A cette époque, l'esprit dominait trop la matière. Aujourd'hui, c'est le cas contraire; il est à désirer que l'esprit reprenne le dessus.

Personne n'eut plus en sa possession de poisons plus nombreux que les alchimistes. Combien en découvrirent-ils sans les connaître et sans faire l'application de leurs terribles propriétés! Le soufre, l'arsenic, le plomb, le mercure, l'étain, le cuivre leur étaient bien connus; l'eau régale, la pierre infernale, le sublimé corrosif, sortaient de leurs laboratoires.

Au douzième siècle, le plus fameux d'entre eux tous, Albert-le-Grand, connaissait la préparation des acétates de cuivre, de plomb, celle de l'arsenic métallique, etc.

A cette époque, l'idée fixe était la transmutation des métaux ordinaires en métaux nobles : — la panacée universelle, le grand œuvre et la pierre philosophale.

A cette idée, qui, comme un mirage, fuyait toujours devant eux, aucune autre ne prévalait. Aussi n'est-il pas étonnant que leur esprit ne fût pas tourné au mal, et que leurs intentions ne fussent pas d'appliquer à de mauvaises actions le nombre des substances toxiques qui étaient en leur possession.

Ce n'est que plus tard, aux quatorzième et seizième siècles, que l'on rencontre les crimes commis par les empoisonneurs.

D'ailleurs, la définition du mot poison, que donnent les alchimistes, est assez curieuse. Elle démontre qu'ils s'en occupaient plutôt comme adjuvant dans leurs laboratoires, que comme moyens de vengeance ou criminels.

Pierre le Bon, qui vivait au quatorzième siècle, alchimiste et physicien à Ferrare, dit que les alchimistes entendent par poison, « toute substance qui « tue les métaux, c'est-à-dire qui se combine avec « eux en les altérant; car, ajoute-t-il, c'est pour « n'avoir pas compris cela que certains adeptes ont « chauffé le mercure avec de véritables poisons, « tels que l'aconit, la ciguë, la vipère ; — les miné- « raux (arsenic) tuent et altèrent le mercure, parce « qu'ils sont de même nature que ce dernier [1]. »

Un alchimiste, Arnaud de Villeneuve, parle des poisons. Tout ce qu'il apprend n'est pas nouveau ; il a tout puisé dans Celse et Dioscoride, Pline et Galien.

Il parle des animaux venimeux : la vipère, le scorpion, le crocodile, le dragon marin.

Il indique aussi l'action corrosive des poisons sur les intestins : ce qui prouverait qu'il avait vaincu les préjugés de son temps en ouvrant des cadavres.

Il s'étend longuement sur l'action des poisons septiques ; ce sont ceux qu'il cite comme les plus redoutables.

[1] Voir l'*Histoire de la Chimie*, page 413, 8-20, à l'article Pierre le Bon de Lombardie.

CHAPITRE IV

La science des poisons est combinée, au moyen âge, avec l'astrologie et la magie. — Des philtres et de l'envoultement. — Hugues de Boisjardin et Giraud de Châtillon. — La magicienne Marguerite de Belleville et Méline la Henrionne. — Robert Langlois et Philippe de Valois. — Charles le Mauvais et le ménestrel Woudreton. — Charles VI, Isabeau de Bavière; Charles VII et Louis XI.

Au moyen âge, la magie et l'astrologie étaient combinées avec la science des poisons; on ne s'occupait, dans un certain monde, que de conjurations et de maléfices; on prêtait toute son attention à des philtres et à des combinaisons destinées à faire tomber sur la tête de ceux auxquels on en voulait, toutes les souffrances possibles. On était persuadé que tous les outrages faits et tous les coups portés à des images en cire, ayant la ressemblance tant bien que mal avec celui auquel on voulait nuire, étaient ressentis par lui-même.

On donnait à ce portrait le nom de la personne,

on lui faisait subir, en cérémonies préparatoires, une ablution quelconque, accompagnée de mots magiques et cabalistiques.

Toutes ces cérémonies terminées, cette figure de cire ou *volt* se trouvait, suivant l'opinion des fabricateurs, en quelque sorte identifiée avec la personne dont elle avait la ressemblance et le nom ; on la torturait, on la mutilait en lui enfonçant un stylet à l'endroit du cœur.

En cela consistait l'opération de l'*envoultement*. Ducange, dans son *Glossaire*, fait dériver ce mot du verbe *invultare*, percer en dessous.

En 1316, Louis X, roi France, périt empoisonné.

En 1317, Philippe le Long adressa une lettre au duc de Nevers, dans laquelle il demandait un grand châtiment pour un écuyer nommé Hugues de Boisjardin, qui avait fait un volt tendant à faire mourir Giraud de Châtillon ainsi que d'autres membres de la famille de Nevers.

On lit dans la *Chronique* de Guillaume de Nangis, aux années 1317 à 1319, qu'une magicienne de Paris, nommée Marguerite de Belleville, déclara au parlement qu'une demoiselle (dame), nommée Méline la Henrionne, était venue lui demander une *chose* pour faire périr son mari, Thévenin de la Lettière.

Elle lui promit qu'elle s'en occuperait, et que son mari, qui allait aux joûtes et aux tournois, tomberait mort de son cheval.

Surprise par son valet, elle jeta *la chose* et n'en fit pas usage.

Cette chose était un volt.

Elle y revint une seconde fois sans plus de succès; et comme il lui fut dit que le volt ne vaudrait rien s'il n'était oint, pendant trois fois, avec de l'huile et de la myrrhe bénite, elle ne voulut point y consentir, disant que son mari avait souffert autant qu'elle le désirait.

Elle y revint encore une troisième fois, accompagnée de plusieurs personnes. La magicienne fit un volt auquel on donna le nom de *Jeanne;* mais comme, à cette époque, une maladie saisit la reine Jeanne de Bourgogne, épouse de Philippe le Long, et qu'elle faillit en périr, Marguerite de Belleville fut arrêtée et renfermée au Châtelet avec Méline la *Henrionne*.

Sous le règne de Philippe de Valois, un certain maître Robert Langlois avait, en 1340, conspiré contre le roi et la reine. Il espérait les faire mourir par le mauvais art : le volt, les conjurations diaboliques et cabalistiques.

Il voulait les amener dans un cercle tracé dans le jardin de la comtesse de Valois, et là les assassiner.

Il fut découvert et exposé au pilori. (GUILLAUME DE NANGIS.)

En suivant exactement l'histoire, on découvre une série d'empoisonnements se rattachant tous à un but politique. Les chroniques des treizième et quatorzième siècles en parlent fréquemment, et l'on voit que, au moyen âge surtout, le poison employé était l'arsenic sublimé qui se trouvait *ès hôtels des apothicaires*.

Charles le Mauvais, qui périt dans un bain d'eau-de-vie enflammée, passait pour très-capable dans la science hermétique et surtout dans la connaissance des poisons.

Juvénal des Ursins raconte que ce prince voulut faire mourir Charles V, roi de France, le duc de Valois, frère du roi, et ses oncles les ducs de Berri et de Bourbon, en 1384. Il voulut se servir, dans cet affreux dessein, du ménestrel Woudreton, lui disant qu'il lui ferait beaucoup de bien s'il l'aidait dans son projet. Il lui recommanda d'aller à Paris et d'acheter de l'arsenic sublimat. « C'est, dit-il, une « poudre blanche et ténue. » Il lui recommanda de le mettre dans les bouteilles, dans les dressoirs, dans les plats de l'office et dans les viandes que l'on devait servir sur la table royale.

Woudreton fut pris et découvert, jugé et écartelé

en place de Grève, en 1384 (*Charles de Navarre*, par Mortonval, vol. II, page 304.)

Charles V étant mort, Charles VI[1] lui succéda encore enfant. Son règne fut très-fécond en scélératesses et en désastres de tous genres : des querelles, des maladies épidémiques, des compagnies d'écorcheurs commandées par de grands seigneurs parcouraient les campagnes, incendiaient et torturaient leurs habitants; les empoisonnements se répétaient souvent. Les puits passaient pour être empoisonnés[2].

[1] Sous Charles VI, les sciences cabalistiques et fantasmagoriques, la magie, étaient mises en usage. Ce malheureux prince, auquel une maladie mentale incurable laissait rarement des moments lucides vers la fin de sa vie, avait entendu dire que maître Nicolas Flamel avait le pouvoir de prolonger la vie et de mettre en garde contre les poisons, et qu'il enseignait à tout homme la *voie linéaire* du grand œuvre (pierre philosophale).

L'histoire rapporte que ce prince chargea Cramoisi, maître des requêtes au parlement, de s'occuper de ce fait. On n'en sut jamais le résultat. (*Histoire de la Philosophie hermétique*, tome I, page 217.)

[2] L'esprit crédule et superstitieux du moyen âge était frappé de stupéfaction en voyant un genre de mort ne présentant aucune lésion sur le cadavre.

Cette croyance, du reste, était très-répandue parmi le peuple à cette époque, et plus tard aussi, au moment des guerres de religion.

Ce qui y donnait lieu, ce sont les accidents d'asphyxie occasionnés par la présence d'airs ou de gaz impropres à la respiration, et en stagnation au fond de certains puits.

Pendant sa démence, Isabeau de Bavière, régente, donne, comme si elle en avait le droit, le royaume de France en dot au roi d'Angleterre, de concert avec le duc de Bourgogne, par une déclaration faite en 1418; elle fit empoisonner une partie du parlement, le chancelier, plusieurs prélats, et tous ceux qui étaient demeurés fidèles au dauphin périrent.

Charles VI mourut en 1421. Le voluptueux, faible et indolent Charles VII lui succéda. Il se laissa, sous son règne, diriger par ceux qui l'entouraient ; les seigneurs qui avaient aidé à le faire remonter sur le trône exerçaient sur lui un terrible ascendant. Ils faisaient empoisonner ses ministres, ses favoris, sans que ce monarque n'osât se venger ni se plaindre.

Mais comme la justice de Dieu ne laisse rien perdre, ce même roi Charles VII s'étant réfugié à *Mehun-sur-Yèvre*, y mourut, en 1461, pour s'être abstenu trop longtemps de manger, dans la crainte d'être empoisonné par les agents de son fils. (*Histoire de Charles VII*, par Denis de Godefroy.)

En 1461, Louis XI lui succéda. Le caractère

Mais, ce qui est certain, c'est qu'il était dit, sous ce règne, de se défier de trois choses : des *et cætera* des notaires, des *quiproquo* d'apothicaire et du *poison* de Lombard-Friscaire. (DULAURE, *Histoire de Paris.*)

que lui donnent tous les historiens, de mauvais fils, de mauvais père, de faux et de cruel, ne saurait lui enlever l'accusation qui a toujours pesée sur lui d'avoir attenté, par le poison, à la vie de son père et de son frère.

Le genre d'existence qu'il se donna, en se séquestrant de la société, fut le châtiment qu'il avait mérité.

Le règne de Charles VIII n'offre rien de marquant en ce qui concerne les poisons et leur histoire.

Encore moins celui de Louis XII, qui mérita le nom de Père du Peuple, et qui mourut trop tôt pour le bonheur de la France et le repos de ses sujets.

Si les règnes de Charles VI et de Charles VII sont signalés par des crimes innombrables, on est cependant consolé de tant d'horreurs par l'établissement de quelques usages qui semblent adoucir ces siècles de barbarie.

CHAPITRE V

Porta (Jean-Baptiste) met en pratique, sous le règne de François Ier, la magie naturelle. — Du poison tue-loup. — Il établit plusieurs degrés de narcotisation. — Certaines substances introduites dans les aliments produisent des visions étranges. — Hallucinations, aliénation mentale momentanée. — Catherine de Médicis et René le Florentin. — Cosme Ruggieri. — Régnier. — La reine de Navarre et les confitures d'Italie. — Version des gants parfumés. — La magie et la superstition sont poussées au plus haut degré sous le règne de Charles IX. — Le livre de vénerie empoisonné.

Le règne de François Ier vit venir de l'Italie, avec toutes les célébrités qui, en France, à cette époque, apportaient et leurs travaux et le goût des beaux-arts, la science de la *magie naturelle*, mise en haute pratique par Jean-Baptiste Porta. — Il apprend, dans sa *Magia naturalis,* qu'il voyagea en France, en Allemagne et en Espagne, et qu'il eut à se louer de la munificence du cardinal d'Este, qui prit un vif intérêt à ses travaux.

Les poisons, d'après Porta, constituent la base

de la magie naturelle. Il a l'air de se faire un scrupule de traiter amplement cette matière : néanmoins il arrive à son but, pour traiter des poisons d'une façon détournée. Il a écrit un livre sur l'art culinaire : il s'y trouve une recette pour faire *que les convives ne puissent rien avaler*. Il indique de faire tremper dans du vin des racines de belladone pulvérisées, et d'en donner à boire trois heures avant le repas.

On sait, d'une manière certaine, que le principe vénéneux de cette plante (l'atropine), qui trouve à la fois, dans le vin, un dissolvant aqueux et alcoolique, produit une constriction violente du *pharynx*, et la déglutition ne s'opère pas.

Cependant, à haute dose, cet infernal breuvage, non-seulement empêchait les convives de manger, mais encore il avait la propriété de les conduire directement à la mort.

Son *Traité de Re Coquinaria* renferme beaucoup de plantes de la famille des solanées : la *jusquiame*, la *stramoine*, la *belladone;* les apocynées, comme la *noix vomique;* l'*aconit* (renonculacées); le *bois-gentil* (thymélées).

D'après lui, les restaurateurs et les empoisonneurs sembleraient appartenir à la même *profession*.

Il indique, dans son *Traité de l'Oiseleur*[1], un grand

[1] *De Acupio*

nombre de moyens pour tuer les oiseaux ou les rendre malades.

Il en cite un parmi les autres qui, à cause de la manière prompte avec laquelle il foudroyait et donnait la mort, avait reçu le nom de poison *tue-loup*. Il consistait en mélange de feuilles d'*aconit tue-loup*, d'if, de verre pilé, de chaux vive, d'arsenic jaune ou orpiment, d'amandes amères et d'une quantité suffisante de miel, pour faire des pilules de la grosseur d'une noisette. (*Histoire de la Chimie*, page 104, tome II.)

Les oiseaux n'étaient pas toujours les innocentes victimes de ces expériences; il arrivait quelquefois aussi que ces pilules étaient administrées à des hommes aussi bien qu'à des loups.

Porta établit trois degrés dans l'action des poisons narcotiques :

Premier degré. — Narcotisation proprement dite.

Deuxième degré. — Aliénation mentale momentanée[1].

Troisième degré. — La mort.

Il suffit donc de dépasser l'effet narcotisant pour arriver dans le domaine de la *magie naturelle*.

[1] Eaedem plantæ quæ somnum inducant, si paulo plus propinentur dementant. (*Magia naturalis, de Medic. experiment.*, lib. VIII, page 151.)

Si les mets sont mélangés de poudre de racines de belladone ou de stramoine, ils font apparaître les visions les plus singulières et les plus surprenantes.

Plusieurs individus, raconte Porta, auxquels on a administré ces poisons, tombent dans des hallucinations étranges : ils se croient métamorphosés en animaux, les uns nageant sur le sol, comme des phoques; les autres transformés en oies ou en bœufs, broutant l'herbe.

Cela a de la ressemblance avec l'histoire de Circé, qui changea les compagnons d'Ulysse en pourceaux.

Seulement on dit que Circé, pour cette opération, se servait de la *mandragore*.

Fatiguée des poursuites amoureuses de Calchus, roi des Dauniens, Circé l'invite à un repas : tous les mets qui lui sont servis sont mêlés à des drogues pharmaceutiques. A peine en a-t-il mangé, qu'il tombe dans une imbécillité telle, que Circé le relègue avec les pourceaux. Plus tard, elle le guérit et le rend aux Dauniens, en obligeant ceux-ci, par serment, à ne le laisser jamais retourner dans l'île qu'elle habite[1].

Les degrés de narcotisation établis par Porta

[1] SALVERTE, *des Sciences occultes*, page 263, chap. XVIII.

étaient bien connus avant lui. Les anciens, pour admettre les initiés à leurs mystères, faisaient prendre au récipiendaire, après un jeûne plus ou moins prolongé, des breuvages préparés mystérieusement, et l'on mêlait aux aliments des substances selon la nature des visions qu'on devait procurer.

Dans d'autres cas, les moyens étaient variés.

Les Orientaux sont féconds en histoires de ce genre. Un jeune prince, que l'on endormait tous les soirs avec le suc d'une plante, était réveillé tous les matins par un parfum qu'on lui faisait respirer et qui le tirait de son engourdissement profond[1].

Les contes Orientaux présentent souvent les habiles magiciennes changeant, comme Circé, les hommes en bêtes de somme.

Les magiciennes d'Italie attiraient près d'elles le voyageur qui se laissait prendre par trop de confiance, lui faisaient manger, *dans du fromage*, une drogue qui le changeait en bête de somme. Elles le chargeaient alors de leurs bagages, et le voyage terminé, elles lui rendaient sa forme primitive. — On s'aperçoit que le voyageur avait l'esprit troublé, et que les magiciennes y mettaient un terme en lui donnant un antidote approprié.

Bien avant Porta, Homère, le prince des poëtes,

[1] *Les Mille et une Nuits*, XXVI*e* *nuit*, tome I, page 221.

parle du *népenthès* qui, donné par Hélène à Télémaque, suspend dans le cœur du jeune héros le sentiment de ses afflictions[1].

A propos d'une espèce de *solanum*, dont la racine, prise à la dose d'un drachme[2] dans du vin, remplit l'esprit d'illusions fort agréables, M. Virey, en résumant les opinions émises sur le *népenthès* d'Homère, croit que c'est le *hyoscyamos datura* de *Forskal*, dont on fait encore, dans l'Egypte et en Orient, un usage analogue[3]. Il existe aussi une plante, nommée *potamantis*, dont le suc donne des visions fort agréables et un rire continuel[4].

D'autres breuvages portent au merveilleux; on a vu, dans les armées des princes Indiens, au dix-huitième siècle, les *Ammoquis*, guerriers fanatiques, que l'extrait de chanvre combiné à l'opium plongeait dans un délire féroce[5].

D'autres breuvages étaient employés dans le même but qu'aujourd'hui on emploie le chloroforme pour produire l'*anesthésie*.

Dans les temps reculés, on faisait boire du vin et

[1] Voir l'ouvrage de M. Salverte.

[2] Poids qui équivaut à 4 gr. de notre système.

[3] *Bulletin de Pharmacie*, tome V, page 49. Février 1813.

[4] PLINE, *Hist. nat.*, lib. XXIV, cap. XVII.

[5] Le P. PAULIN de Saint-Barthélemy. *Voyage aux Indes orientales*, tome II, page 426.

des liqueurs fortes aux malheureux condamnés au dernier supplice; on mêlait des poudres à la liqueur afin qu'elle fût plus forte et qu'elle assoupît leurs sens.

La *myrrhe*, paraît-il, était le principal ingrédient ajouté à ce vin.

Les traditions rapportent qu'à Memphis, en Egypte, on possédait une pierre, vrai talisman, qui, triturée et mise en liniment, préservait le patient des douleurs des opérations chirurgicales : elles le rendaient complètement insensible.

Ce secret a existé de tout temps aux Indes, car c'est par ce moyen que les veuves, brûlées sur le corps de leurs maris, sont insensibles à la douleur du feu.

Ce fait est croyable; car ne possédons-nous pas beaucoup de substances qui détruisent la sensibilité nerveuse : l'*opium*, la *stramoine*, l'*aconit*, la *jusquiame*, la *morelle?*

Néanmoins, il existait des poisons dont l'effet peut être gradué. Quoi de plus magique et de plus miraculeux qu'un empoisonnement par l'*acide prussique*, l'*arsenic* ou la *morphine*, aux yeux de ceux dont l'ignorance était si grande!

Elien fait mention de l'habileté des Indiens à préparer des poisons dont l'effet était lent et gradué. Il leur attribue la possession d'une substance dont une quantité très-petite procurait une mort soudaine et exempte de douleurs[1]. Le roi de Perse en reçut, et ne voulait pas qu'une autre que sa mère partageât la possession de ce poison précieux.

Les Hébreux mêmes, du temps de Moïse, possédaient des poisons dont ils connaissaient les différents degrés. — Moïse leur défendait d'en conserver, sous peine de mort.

J'ai déjà eu l'occasion de parler, au commencement de cet ouvrage, de l'*eau très-amère*[2] que, suivant la loi égyptienne, les prêtres faisaient avaler à la femme convaincue d'adultère.

Au Japon, dit M. Salverte, le poison était usité dans les épreuves judiciaires. L'accusé devait avaler de l'eau dans laquelle le prêtre avait laissé tremper un papier chargé de caractères et de peintures magiques, et cette boisson le tourmentait jusqu'à ce qu'il eût avoué son crime.

Il est évident que ce breuvage, préparé par la main du prêtre, était meurtrier ou inoffensif, selon qu'il lui convenait de perdre ou de sauver l'inculpé.

Près du fleuve *Acheloüs* croissait la plante *myope*; on ne pouvait s'en frotter le visage sans perdre la

[1] ÆLIAN, *de Nat. anim.*, lib. V, cap. XXXVI-XLI.

[2] *Numb.*, cap. V, vers. 12-31. — *Aquæ amarissimæ*, vers. 18, 19, 23, 26.

vue. — M. Vallot, de l'académie de Dijon, pense que c'est le *tithymale*.

— Nous savons aujourd'hui que l'extrait de *belladone*, dissous dans l'eau, dilate tellement la pupille, que la vue est paralysée pour un instant. Il ne faut donc pas ajouter foi aux histoires d'hommes frappés de cécité momentanée, et dont ils sont miraculeusement délivrés.

Du reste, les nègres de la Martinique ont, d'après M. Roftz, pratiqué des empoisonnements et occasionné des lèpres passagères avec de l'*euphorbe* et des végétaux pleins d'un suc caustique, tels que le *rhus-toxicodendrum*.

Il me serait facile d'énumérer longuement les exemples et les faits relatifs à ces sortes de choses ; mais je ne veux point franchir les limites que je me suis imposées, ne voulant pas donner à cet opuscule l'importance que je ne lui attribue pas.

En France, sous le règne de Henri II, les Italiens attachés à la cour étaient très-versés dans l'art des enchantements et des poisons, favorisés qu'ils étaient par Catherine de Médicis. Ils auraient eu le secret redoutable de savoir préparer des poisons dont l'action ne tuait qu'au bout d'un certain temps.

Mais, comme nous l'avons vu, ce secret était bien connu avant eux. Théophraste parle de l'*aconit*, que, sous le règne de Trajan, il était défendu de cultiver dans les jardins, sous peine de mort.

Porta avait le plus contribué à répandre en Italie l'usage de toutes les plantes vénéneuses; peut-être aussi, de ce côté, a-t-on exagéré la réputation des Italiens comme empoisonneurs.

Catherine de Médicis est connue pour son caractère faux, dissimulé et superstitieux. — « Il faut diviser pour régner, » disait-elle; aussi ne se fait-elle pas scrupule d'employer, dans sa politique, non-seulement la division, mais encore les moyens les plus terribles, l'assassinat et le poison.

Elle fit venir d'Italie son parfumeur, René le Florentin, et Cosme Ruggieri, astrologue et magicien. Il est tout naturel d'ajouter, aux titres de ces deux personnages, celui d'empoisonneur.

« René, parfumeur de la reine-mère, homme « confit en toutes sortes de méchancetés et de « cruautés, dit l'Estoile, qui ne vivait que de meur- « tres et d'empoisonnements. »

L'astrologie et la magie exerçaient une influence énorme sur le caractère de Catherine; elle avait pour habitude de consulter les astres, les signes cabalistiques: elle avait spécialement confiance en un astrologue nommé Reignier, et c'est à ses exhortations, dit-on, que la reine fit construire la tour que l'on voit encore près du marché au blé, à Paris, et qui est nommée tour de Médicis.

Catherine se figurait toujours voir le fantôme du duc de Guise. « Jésus! s'écriait-elle un jour en « laissant tomber son verre, n'est-ce pas l'ombre « de monsieur le cardinal de Lorraine que je viens « d'apercevoir? » (*Biographie universelle* publiée par Didot, sous la direction du docteur Hœfer.)

Quoi qu'il en soit, le nombre des sorciers, magiciens ou faiseurs de magie était très-considérable à Paris. L'Estoile, en parlant d'un magicien qui fut pendu en 1587 et qui se nommait La Miraille, dit « que, du temps de Charles IX, cette vermine était « parvenue, à Paris, à une telle impunité, qu'il y « en avait jusqu'à trente mille, comme le confessa « leur chef en 1572[1].

Dans les condamnations contre les magiciens et les magiciennes de cette époque, on trouve que plusieurs furent pendus; et chaque année il paraissait à Paris des espèces d'almanachs ou pronostications qui contenaient des prophéties qui ne se vérifiaient jamais, mais auxquelles on ne cessait pas de croire.

Dulaure, dans son *Histoire de Paris*, tome II, page 28, donne le titre de quelques bouquins défendus par l'ordonnance d'Orléans, en 1560:

[1] Journal de Henri III, au 22 février 1587.

mais alors aucune ordonnance n'était observée.

On y trouve, dit-il : les *Prédictions mémorables* de Nostradamus, l'*Advertissement*, ou *Présage fatidique pour six ans, Description du temps à advenir sur toute la France,* etc.

L'ignorance portait les Parisiens, à cette époque, à tout admirer et à tout croire. Ils sont bien toujours les mêmes !

Cet ébahissement constant, cette admiration éternelle, cette croyance qui ne raisonnait pas, leur a valu le nom de badauds.

Avec la franchise toute brutale de son temps, Rabelais dit :

« Le peuple de Paris est tant sot, tant badaud et « tant inepte de nature, qu'un basteleur, un porteur « de rogations, un mulet avec ses cymbales, un « vielleux au milieu d'un carrefour, assembleraient « plus de gens que ne ferait un bon prédicateur « évangélique[1]. »

Les superstitions, venant de la cour, furent imitées des Parisiens, et ils firent pis encore.

On croyait beaucoup aux revenants, aux sorciers, aux divinations, aux noueurs d'aiguillettes, aux enchantements, avant le règne des Valois.

Mais la reine Catherine de Médicis, infatuée de

[1] *Gargantua*, livre I, chap. XVII.

ces misérables croyances, par la faveur qu'elle accordait aux magiciens et aux astrologues, les propagea davantage.

Elle amena d'Italie Cosme Ruggieri, et son parfumeur, René le Florentin.

Ce même Ruggieri fut accusé d'avoir voulu faire mourir, par le poison, le roi Charles IX. Il fut, en 1574, arrêté et condamné aux galères par le parlement.

« Mais, dit l'Estoile, Catherine, alarmée du sort « de son cher compatriote, écrivit au procureur « général de cette cour ; elle parvint à sauver Ruggieri du supplice qu'il devait subir, et pour le « dédommager des peines de sa prison, elle lui donna « l'abbaye de Saint-Mahé en Bretagne[1]. »

Il est certain que Catherine, s'occupant d'horoscopes et de magie, avait la résolution prise d'exterminer et de se débarrasser de tous les chefs protestants.

La cour vint à Paris pour les préparatifs des noces de Marguerite de Valois et du prince de Béarn. La mère de ce prince, Jeanne d'Albret, y mourut en 1572. Les uns attribuent sa mort aux fatigues des fêtes ; d'autres, au poison donné à

[1] *Mémoires pour servir à l'histoire de France*, par l'Estoile, t. I, pages 67 et suivantes.

cette reine par René le Florentin, parfumeur de Catherine de Médecis, au moyen de gants parfumés; d'autres, à des confitures d'Italie empoisonnées.

Un écrivain du temps dit : « La reine de Navarre « fut menée, sous couleurs de caresse, çà et là ez « maisons des plus factieux, même de Marcel, pré- « vôt des marchands, où ayant fait quelques ban- « quets et tasté des confitures d'Italie, au retour « tomba malade au lit, duquel elle ne bougea jus- « qu'à ce que cinq jours après elle eust rendu son « âme à Dieu. »

La version des gants empoisonnés qui, rien que par l'ouverture de la boîte dans laquelle ils étaient renfermés, frappaient d'une mort foudroyante la personne qui en enlevait le couvercle, ne saurait être beaucoup accréditée.

Comment, en effet, expliquer l'action foudroyante du poison à l'ouverture de la boîte?

Admettre que l'action soit lente, soporifique, et enfin fatale, serait plus rationnel.

Porta, dans sa *Magie naturelle*, parle d'un moyen propre à occasionner la mort, en renfermant, pendant plusieurs jours, dans une boîte, des plantes narcotiques, comme la belladone, la ciguë, la jusquiame et l'opium, préalablement contusées; si on les laisse fermenter, il est évident que l'action des gaz qui en résulte est excessivement délétère.

Il parle aussi de l'administration des poisons pendant le sommeil, en exposant cette boîte ouverte sous les narines du dormeur.

On conçoit que ce moyen était infaillible et devait réussir.

Il est donc possible de s'expliquer l'empoisonnement de Jeanne d'Albret de cette façon. On dut lui présenter, sous prétexte de lui faire choisir des gants, une boîte à double fond, percée de trous, renfermant des substances vénéneuses en fermentation, dont l'odeur aurait pu être neutralisée par un parfum quelconque. Le temps plus ou moins long qu'elle mit à humer ces exhalaisons suffit sans doute pour occasionner des troubles dans le cerveau, un évanouissement de plus ou moins de durée, qui devint nécessairement mortel, l'absorption de ces gaz délétères se faisant d'une manière directe.

L'arsenic était en général le poison usité à cette époque. Par des doses de plus en plus fortes dans son administration, les empoisonneurs parvenaient à occasionner la mort, mais de façon à ce qu'elle semblait arriver naturellement. Il est donc plus facile de croire que cette princesse serait morte pour avoir mangé des confitures d'Italie, dans lesquelles l'arsenic aurait été introduit, et à des doses telles, que l'action toxique ne se fit sentir qu'au bout de quelques jours.

Des écrivains du temps racontent que le roi Charles IX mourut d'une décomposition lente du sang, occasionnée par un poison qui, selon eux, est l'arsenic.

Un livre de vénerie, dont les feuilles avaient été trempées dans une dissolution arsenicale concentrée, puis séchées, était destiné pour le roi de Navarre (Henri IV). Charles IX, très-amateur de chasse, l'aperçut, le garda, et, à ses moments de loisir, le feuilletait sans cesse.

La grosseur du papier, l'adhérence des feuilles, ne permettaient pas au lecteur d'en tourner vivement les pages; aussi devait-il avoir recours à ce mouvement mécanique qui consiste à mouiller son pouce à chaque page pour pouvoir la tourner plus facilement.

L'arsenic dont étaient empreintes les feuilles se dissolvait en petites quantités souvent répétées, et l'absorption lente du poison ne s'en faisait pas moins et exerçait doucement ses ravages.

Cette version cependant est admissible, quoique les historiens ne soient pas d'accord sur la fin de ce monarque.

Les protestants attribuaient sa mort à une exsudation sanguine; les catholiques à une petite-vérole mal soignée; et maître Ambroise Paré, après l'autopsie du cadavre, affirme qu'il mourut phthisique.

CHAPITRE VI

Ambroise Paré toxicologue. — Son opinion sur les empoisonneurs. — Les grands seigneurs de cette époque sont toujours en garde contre eux. — Précautions prises pour éviter les empoisonnements. — L'*aqua Toffana* est inventée à Naples. — Ses terribles effets. — Le fameux Mercurialis étudie longuement les poisons. — Le talisman d'Espagne contre-poison. — Ambroise Paré l'expérimente sur des criminels. — Son opinion sur les antidotes. — La poudre de Ferdinand, archiduc d'Autriche.

A cette époque, l'intoxication arsenicale a été étudiée avec plus de soin, et les médecins vivaient encore sous l'influence du serment d'Hippocrate ; aussi voit-on Ambroise Paré prendre avec hésitation la plume et ouvrir son Livre XXXI par une protestation solennelle.

« Si j'écris sur les poisons, dit-il, c'est par le « désir que j'ai toujours eu et aurai toute ma vie « de servir Dieu et le public, avec protestation « devant Dieu, de ne vouloir enseigner à mal faire, « comme aucuns malveillants me pourraient taxer ;

« aussi je désirerais que les inventeurs de poisons « fussent avortés dans le ventre de leur mère ! »

Il ajoute encore : « Les poisons ont été inventés « par artifices et sublimations des méchants traîtres « empoisonneurs et *parfumeurs*. » Ces derniers sont surtout désignés par lui comme criminels, qu'on devrait chasser du royaume de France avec les infidèles.

Plus tard, une protestation semblable est faite par Césalpin, médecin à Rome. Le même auteur nous apprend que les empoisonnements étaient si fréquents de son temps, que non-seulement les grands seigneurs faisaient goûter les mets et les boissons à leurs médecins et à leurs ministres, mais encore ils ne les faisaient servir à table que dans des vases d'*electron*, substance très-polie, analogue au vermeil, et qui ne devait se ternir que dans le seul cas où le mets contenait quelque poison. D'autres, ajoute-t-il, mettent quelque pierre précieuse au fond de chaque plat, et qu'on retire à table pour s'assurer qu'elle conserve sa lucidité naturelle.

La finesse des criminels était telle qu'il y avait des hommes, dit Schenckius, qui empoisonnaient des gens pendant le sommeil en leur introduisant des préparations arsenicales sans saveur dans les narines ou dans la bouche.

C'est vers cette époque que fut inventée, à Naples,

la fameuse *aqua Toffana* ou *aquetta di Napoli*, qui n'était qu'une solution blanche et insapide comme de l'eau[1]. Les grands seigneurs s'en servaient pour produire une mort lente; ils la faisaient administrer à la dose de cinq à six gouttes par jour, déterminant une asthénie lente, une sorte de désassimilation progressive et la mort. Au dire de Garelli, médecin de Charles VI, empereur d'Autriche, qui fit des recherches sur ce sujet, le monstre qui inventa l'eau en question avoua qu'il avait fait

[1] Dans son ouvrage (*Quæst. Nat.*, lib. III., cap. XXV), Sénèque place auprès de la vallée de Tempé, en Thessalie, une eau qui, prise en breuvages par les animaux, occasionne leur mort. M. Salverte parle de l'eau de *Nonacris* qui brûlait le fer, faisait fendre ou dissolvait les vases d'argent et d'airain, et même ceux de terre cuite. Il croit que c'était un produit de l'art. On la trouvait en Macédoine, en Arcadie. Plutarque dit qu'on la recueillait sous la forme d'une *rosée légère*. Cette eau enfin ne se décelait pas par son goût, pour peu qu'on en mêlât au vin ou à toute autre liqueur. Elle ne paraît dangereuse ni à la vue, ni au goût, ni à l'odorat; semblable, en cela, aux eaux que fabriquaient les empoisonneurs les plus célèbres. Voici donc une composition semblable à l'*aqua Toffana* des Italiens, surtout quand il dit que l'effet délétère de cette eau agissait sur les viscères, qu'elle les resserre, qu'elle les rétrécit, et c'est ainsi qu'elle donne la mort.

Ces eaux sont aussi désignées par Schenckius dans les *Observations médicales sur les poisons*, page 696, observation 4, au paragraphe intitulé *De aquis vel natura, aut aliter venenalis*, des eaux naturellement ou autrement empoisonnées.

périr, de la sorte, un grand nombre de familles nobles, et comptait pour sa part jusqu'à six cents victimes. (Voir, sur l'*aqua Toffana*, le livre de M. Rognetta, Paris 1840, page 13.)

Le procès de l'empoisonneuse Toffana fut fait à Rome, en 1718; soumise à la question, elle déclara qu'elle ne communiquerait son secret qu'au pape et à l'empereur Charles VI, qui se trouvait alors en Italie. L'empereur le communiqua à Garelli, qui en instruisit Hoffman, le fameux médecin, lequel expliqua la composition de cette eau dans son livre intitulé *Medicina rationalis systematica*, page 198, tome I.

Pendant le seizième siècle, le toxicologue le plus distingué fut Mercurialis. Il a fait une étude, qu'il serait trop long d'énumérer ici, sur les poisons, et en particulier sur l'arsenic. Il indique la manière de se soigner en cas d'empoisonnements. Il préconise comme moyen préservatif, de mettre les empoisonnés dans le corps d'un bœuf ou d'un cheval récemment tué. Cette opération n'avait pour but que de redonner au malade de la chaleur animale, si le poison est froid. L'auteur l'adopte, et dit que César Borgia ne fut sauvé du poison que par ce moyen.

Ambroise Paré consacre le chapitre XLV du livre XXI à l'empoisonnement par l'arsenic; il en décrit les symptômes et les rapproche de ceux que produit le sublimé.

De son temps, le célèbre chirurgien avait bien l'occasion de se livrer à de telles recherches, car, comme on le sait déjà, les parfumeurs de la reine Catherine de Médicis avaient maintes occasions d'essayer leur art criminel.

A cette même époque, raconte encore Ambroise Paré, on disait que l'on avait rapporté d'Espagne un talisman qui avait la réputation d'être contre-poison; mais il n'ajoute pas foi à cette chose, et raconte l'expérience qu'il fit pour en prouver la véracité. Pour ôter à nos lecteurs l'ennui d'une lecture de français en style de l'époque, nous allons faire simplement l'extrait de cette histoire.

Un comte nommé Leroy, habitant Clermont, en Auvergne, reçut en présent, d'un seigneur espagnol, une pierre de *bezoard*, qui passait pour être bonne contre tous les poisons; aussi en faisait-il grand cas.

Il fit appeler Ambroise Paré, et lui demanda s'il pouvait se rencontrer une simple drogue qui fût bonne contre l'action des poisons. Paré répondit que cette pierre ne pouvait agir universellement pour tous les poisons, qui ne sont pas tous de la même nature les uns que les autres.

Malgré ces raisons, Leroy soutenait qu'elle avait

tant de vertus et de propriétés curatives, que dans les cas d'empoisonnements elle devait agir.

Ambroise Paré lui demanda s'il n'y avait pas moyen de faire une expérience sur quelque *coquin* qui aurait *gaigné le pendre.*

Il envoya quérir M. de la Trousse, prévôt de son hôtel, et lui demanda s'il n'avait pas quelqu'un qui eût mérité la potence. Il lui fut répondu qu'il y avait dans la prison un cuisinier qui avait dérobé deux plats d'argent dans la maison de son maître, et qui, le lendemain, devait être étranglé.

Le seigneur comte Leroy lui dit qu'il voulait expérimenter sur lui une pierre qui était contre-poison. Il lui demanda s'il voulait prendre une potion, renfermant une substance toxique, préparée par un *apothicaire servant*, et, aussitôt qu'il l'aurait prise, il aurait la vie sauve si le contre-poison agissait.

Le cuisinier ne demanda pas mieux, préférant mourir de la sorte que d'être étranglé en public.

Aussitôt après la potion prise, il avala la pierre de *bezoard.*

Une heure après, maître Ambroise Paré pria le seigneur de la Trousse de lui laisser aller voir, ce qui lui fut accordé, accompagné de trois archers. Il trouva le pauvre cuisinier cheminant à quatre pattes comme une bête, la langue hors de la bouche et la face animée, désirant toujours vomir, criant qu'il eût bien mieux valu pour lui mourir à la potence. Il vécut encore sept heures et mourut.

L'autopsie de son corps fut faite en présence du seigneur de la Trousse et de ses archers, et Ambroise Paré reconnut, à l'état de son estomac, que le poison qu'il avait avalé était du sublimé.

La pierre d'Espagne fut donc sans vertu, et Leroy commanda de la jeter au feu, ce qui fut fait.

L'illustre chirurgien avait ordonné, comme traitement de l'empoisonnement par l'arsenic, l'usage des cordiaux, et en particulier, le vin de Malvoisie et la thériaque.

A cette même époque, parut le grand ouvrage de Mathioli de Sienne (*Opera omnia*, liv. VI, page 1000). Il y est fait l'éloge d'une poudre de Ferdinand, archiduc d'Autriche, qui était considérée comme contre-poison infaillible de l'arsenic [1].

Voici ce que l'on lit :

« Un homme condamné à la pendaison, à Prague,
« accepta la proposition qui lui fut faite par ordre de
« l'archiduc, de se soumettre à l'expérience de l'ar-
« senic. On lui en fit avaler deux gros (huit grammes)
« dans une potion. Il était moribond quatre heures

[1] Serinissimi Ferdinandi ducis adversus omnis generis venena febres pestilentes multis experimentis nobilitata antidotus.

« après, les médecins croyaient qu'il allait mourir ; « on lui fit prendre une dose de poudre dans du vin « blanc ; à l'instant les symptômes s'apaisèrent, « l'amélioration devint progressive ; dès le lende- « main, il fut guéri et mis en liberté. »

Le traitement d'Ambroise Paré se trouve donc confirmé, puisque cette poudre n'était qu'un composé de substances inertes, et que son efficacité ne peut être attribuée qu'au vin blanc généreux dans lequel on l'administrait[1].

Le seizième et le dix-septième siècle ont donc vu la science des poisons mieux étudiée, au point de vue de l'intoxication par l'arsenic principalement, que dans les siècles précédents.

[1] Au nombre des savants qui, en ce temps-là, parlèrent du contre-poison de l'arsenic, il faut citer Léonard Fioraventi, de Bologne, l'inventeur d'un baume qui figure aujourd'hui dans nos pharmacies, et qui est encore employé par la médecine actuelle.

Il assure avoir opéré des guérisons miraculeuses. Il recommande son baume, auquel il donne différents noms, comme un contre-poison souverain de l'arsenic ; il en fait oindre tout le corps du malade. — C'est à ce sujet qu'il raconte comment il avait parfaitement rétabli un homme, empoisonné par sa femme avec deux grains d'arsenic mis dans un potage au riz. — « Appelé, dit-il, auprès du malade, qui était mourant, je fis comprendre à cette femme « que, si son mari venait à mourir, elle serait infailliblement punie « comme empoisonneuse ; mais que, si elle voulait m'indiquer l'espèce « de poison dont elle s'était servie, je pourrais peut être parvenir à « le sauver. »

La science toxicologique est, à cette époque, raisonnée, pour ainsi dire, d'une façon plus pratique et plus positive. Il faut le dire, malheureusement, on avait trop souvent l'occasion de s'y appesantir, et malgré toutes les précautions et les soins indiqués par les savants de ce temps-là, le crime n'en continuait pas moins dans l'ombre son œuvre de destruction.

CHAPITRE VII

Etat de la science des poisons sous le regne de Louis XIII et la minorite de Louis XIV. — Création des Sociétés savantes. — Ecole expérimentale. — Les savants étrangers sont en communication avec les savants français. — Robert Boyle. — Fludd. — Glauber, — Kunckel, — Beker, — Sala.

Le règne de Henri IV ne donne rien de particulier à signaler pour l'histoire de la toxico-chimie.

La guerre de Trente ans qui ravagea l'Allemagne, les troubles civils de la Grande-Bretagne, les règnes agités de Louis XIII et de la minorité de Louis XIV avaient comprimé un moment le mouvement progressif des sciences.

Quelques hommes sérieux, vivant loin du bruit du monde, et étrangers à la politique, s'étaient réunis et charmaient leurs heures de loisir par l'étude des sciences naturelles et littéraires.

C'est en ce moment, du reste, que commença la création des Sociétés savantes. Les hommes d'élite, qui les composaient, donnèrent une impulsion puissante à la science, tant par leurs rapports au dehors avec les savants de l'époque, que par ceux qu'ils entretenaient avec ceux de la mère-patrie; ils posaient les jalons d'une science sagement raisonnée, et approfondie par leurs successeurs d'une manière complète.

Le dogmatisme spéculatif avait fait son règne; la philosophie fut révolutionnée par François Bacon, il la transporta dans les sciences d'observation; un nouveau système philosophique fut dressé, et l'école expérimentale prit naissance. — D'ailleurs, au moyen âge, d'autres philosophes, à la tête des quels il faut citer Albert-le-Grand, avaient reconnu la nécessité, pour la science, d'interroger l'expérience à l'aide de la raison.

La méthode expérimentale commença donc à produire de bons effets: on discutait, on battait, ou même on anéantissait les théories, les pratiques des anciens, et la science s'enrichissait de domaines nouveaux exploités plus tard par de hardis travailleurs.

En Belgique, Van Helmont faisait des travaux remarquables sur les sciences chimiques, complétait et corrigeait par l'expérience les travaux de ses prédécesseurs.

Il travailla d'une manière complète les gaz, les

eaux minérales; il construisit le thermomètre et fit un nombre considérable d'observations relatives à la chimie technique et à la pharmacie ; — il traita des sels métalliques.

En Ecosse, Robert Boyle[1] s'occupait aussi de sciences chimiques appliquées à l'industrie : la dorure, l'argenture; il fabriquait l'encre; — il fit aussi de la gravure sur métaux.

Il alliait partout la physique à la chimie : « La « physique, la mécanique, l'agriculture, la méde- « cine, toutes les sciences, dit-il, doivent se donner « la main et se prêter un appui mutuel. »

Robert Fludd, né à Milgat, comté de Kent, était aussi un des savants les plus extraordinaires de cette époque. Il s'occupa de physique et de chimie. — Il rattache les phénomènes du monde physique à ceux du monde surnaturel, et dit : « que l'âme qui « anime le corps tend à s'élever, ainsi que la flamme,

[1] Boyle imprima une forte impulsion à la toxicologie ; il fit des expériences sur des chiens, en infiltrant, par les veines des jambes, alternativement des poisons et des antidotes.

Remarquant la grande analogie qu'offrent certaines affections avec les symptômes et la marche des empoisonnements, il mit en avant l'idée que le choléra, la peste, pourraient bien n'être que le résultat d'un véritable empoisonnement causé par les molécules arsenicales ou tout autre poison suspendu dans l'air.

C'est lui qui *arracha* à des charlatans le secret du quinquina.

« vers les hautes régions. » Seulement, comme beaucoup d'adeptes de cette époque, il croyait que le sang cachait de profonds mystères; aussi est-il souvent l'objet de longues opérations. Il raconte à ce sujet, avec le plus grand sérieux du monde, plusieurs histoires d'un intérêt fort dramatique, dont il assure avoir été témoin oculaire.

Les travaux de Glauber, sur les sels chimiques, arrivèrent ensuite. Paracelse de son époque, il fit une rude guerre aux médecins qui refusaient opiniâtrement de reconnaître la nécessité ou l'importance de la chimie. Il fit paraître des ouvrages qui, par leur grande importance, furent traduits en trois langues.

Tout le monde connaît le sel qu'il a découvert et qui porte son nom, le *sel de Glauber* enfin. — Il raconte, dans son livre intitulé *de Natura salium*, page 492, comment il l'a découvert.

Atteint d'une fièvre violente, qui n'épargnait aucun être étranger au pays, plusieurs personnes prirent pitié de lui et lui donnèrent l'idée d'aller à une fontaine, située à une lieue de Newstadt.

Il y avait emporté un morceau de pain, que, dit-il, il ne croyait pas devoir manger; arrivé auprès de la fontaine, il tira le pain de sa poche, il y fit un trou et s'en servit en guise de coupe ; à mesure, ajoute-t-il, qu'il buvait de cette eau, il sentait son appétit revenir, il finit même par mordre dans le vase improvisé et l'avala à son tour.

Demandant quelle était la nature de cette eau, on lui répondit que c'était de l'eau nitrée.

Au bout de quelques années, ce fait lui revint à la mémoire. Il fit évaporer de cette eau dans une capsule, et vit se former de longs et beaux cristaux, qu'un homme inexpérimenté aurait pu confondre avec le salpêtre, mais qui, soumis aux expériences, n'ont point la même propriété.

Il vit que le sel était produit par l'évaporation du résidu salin qui reste dans la cornue après la préparation de l'esprit de sel.

Enfin, comme toxicologue, il fait l'histoire des substances vénéneuses, et fait des expériences sur elles, comme l'antimoine, le sublimé corrosif, le cobalt, etc.

Loin de ne s'occuper spécialement que des sciences, il s'élève quelquefois à la hauteur des questions économiques et politiques.

Néanmoins, l'Allemagne, à cette époque, était restée en arrière de l'Italie, de la France et de l'Angleterre. La raison et la cause en sont faciles à reconnaître, car le caractère allemand se laissait plutôt dominer par les études abstraites et philosophiques que par les questions de l'expérience.

Cependant tous les travaux sérieux d'observation, venaient peu à peu détourner les routines dans lesquelles on était plongé.

Les savants étrangers de cette époque faisaient presque tous la guerre aux médecins spagiriques.

Citons Kunckel, Beker, et particulièrement Sala, qui établit l'anatomie de l'antimoine, et discute ses propriétés toxiques. « Quiconque, dit-il, aime sa « santé, doit se tenir en garde contre ce médica- « ment. Indépendamment de l'arsenic qui ne s'y « trouve nullement, l'antimoine peut, en se combi- « nant avec d'autres corps, acquérir des propriétés « vénéneuses[1]. »

Il fait entrevoir l'émétique, mais il n'en parle pas d'une façon positive : il est probable que jusque-là il n'avait pas été employé en médecine. — On n'ignorait pas, à cette époque, que le vin dans lequel on faisait tremper du verre d'antimoine était considéré comme un violent purgatif.

A ce propos, Sala raconte, dans son *Anatomia-Antimonii*, qu'un barbier allemand, usurpant la double fonction de médecin et d'apothicaire, donnait pour talisman, aux personnes qui venaient pour le consulter, un morceau de verre d'antimoine, et suivant que le malade avait besoin d'une drogue plus ou moins active, il laissait cette substance

[1] *Anatomia-Antimonii*, pars I, c. IV, pag. 321.

pendant trois, quatre, cinq heures en contact avec le vin qu'il devait boire; il le prêta à plusieurs centaines d'individus, et chacun d'eux, en le rapportant à son propriétaire, avait eu la galanterie de l'accompagner d'une douzaine d'œufs.

Sala traite beaucoup des substances toxiques; de l'acide phosphorique, de l'esprit ou de l'huile de vitriol.

A cette époque, le fameux médecin Sylvius, professeur à l'université de Leyde, fit une étude spéciale des médicaments chimiques.

Il était partisan de l'emploi des médicaments violents; il prescrit le nitrate d'argent, le vitriol blanc et le sublimé corrosif; il vante beaucoup les préparations antimoniales, toutes réputées toxiques, et qui devaient plus tard faire élever tant de récriminations à la Faculté de Paris.

D'autres savants étrangers, à cette même époque, commençaient à s'appuyer sur les préparations chimiques. Le fameux médecin Hoffmann étudie le cuivre, la magnésie, l'alun, etc.

CHAPITRE VIII

Intolérance de la Faculté de médecine de Paris pour les médicaments chimiques. — Les poudres de sympathie prennent naissance sous Louis XIV. — Affaire des poisons — La Brinvilliers. — La Vigoureux. — La Voisin. — Les poudres de successions. — Lettre du comte Bussi-Rabutin. — Les pâtres empoisonnent les troupeaux. — Les bergers de la Brie. — Leurs sortiléges. — Relation de la mort de Madame Henriette d'Angleterre. — La mort du Dauphin, celle du duc de Bourgogne, la mort, enfin, de Madame Adélaïde de Savoie, toutes si promptes, finissent par éveiller les soupçons.

Sous la minorité du roi Louis XIII, le fameux Guillaume d'Avisson était professeur de chimie au Jardin du Roi; il traite des médicaments chimiques et, en particulier, de la cristallographie.

Cependant l'intolérance de la Faculté de médecine de Paris était excessive et sévissait fortement contre tous ceux des médecins qui cherchaient à répandre l'emploi des nouveaux médicaments chimiques (les antimoniaux, les mercuriaux et les ferrugineux).

Un médecin nommé Turquet, d'après ce qu'on lit dans les *Lettres choisies de Guy Patin* (tome I, pages 19 à 21), fut condamné à la dégradation doctorale dans un langage injurieux ; les juges le nommaient *impudent, ivrogne* et *enragé empoisonneur*.

Pourtant, vers la fin du dix-septième siècle, les médicaments actifs, employés sous un petit volume, commencèrent à être en faveur auprès des Facultés qui s'étaient montrées les plus hostiles aux inventions de la chimie médicale.

Les médecins novateurs n'avaient que peu à se défendre contre les routines absolues de l'ancienne école. Cette réforme arrêta, en partie, les progrès du charlatanisme : car les sorciers, les empiriques, le devins, par la vente d'une multitude de remèdes secrets, en même temps chimiques et poisons pour la plupart, exerçaient un art funeste et dangereux.

Au dix-septième siècle, des projets de réforme concernant l'exercice de la pharmacie paraissaient vouloir surgir ; en effet, cet art, placé entre la chimie et la médecine, est d'une grande importance. — Ce qui manquait aux corps des pharmaciens de cette époque, c'était plus d'entente et surtout plus de dignité, car ils se traînaient humblement à la suite des médecins, confondus avec les barbiers et tous les empiriques qui se livraient à l'exercice médical.

En 1665, sous Louis XIV, on faisait un grand abus de remèdes nouveaux révélés par la pratique chimique. On lit dans l'*Histoire de la Chimie* qu'un chevalier nommé Degby et plusieurs autres charlatans débitaient aux crédules leur *poudre de sympathie*. C'était sans doute ce que l'on appelait jeter la poudre aux yeux.

Du reste, sous ce règne à jamais célèbre, les *secrets*, les *charmes* étaient à leur apogée.

Mais, ce qui est triste à confesser, c'est que les empoisonnements se sont tellement répétés, que l'*affaire des poisons*, dont fut saisie la chambre ardente, à l'Arsenal, en est la preuve vivante.

Non-seulement les poisons atteignaient les créatures humaines dans les villes, mais encore les animaux domestiques dans les campagnes.

Les sorciers et les empoisonneurs exerçaient doucement leurs ravages à la cour comme à la ville.

En 1676, une femme jeune et belle, de bonne famille, la marquise de Brinvilliers, sans motif de haine ou de vengeance, empoisonnait époux, parents, domestiques, jusqu'à des pauvres à elle inconnus, auxquels, sous prétexte de charité, elle portait dans les hôpitaux les friandises qui devaient leur donner la mort.

Ce qu'il y avait de plus affreux, c'est qu'elle joignait à ses pratiques homicides une apparence de religion ; et, en *cornettes montées*, elle avait place au banc-d'œuvre de sa paroisse, et ses valets avaient *des livrées de petit-vert*, ainsi qu'il appert des pièces judiciaires.

Un officier gascon, son amant, l'avait rendue habile dans l'art des Locuste : elle empoisonna sa sœur, son frère, son père, etc.

Le 16 juillet 1676, elle fut condamnée à mort, décapitée et brûlée[1].

[1] La Brinvilliers, Marie-Marguerite Dreux-d'Aubray, marquise de Brinvilliers, fille d'un lieutenant civil, épousa, en 1651, le marquis de Brinvilliers. Dissolue dès l'enfance, cette femme jolie, pleine de grâce, d'un extérieur modeste, s'éprit de Gaudin de Sainte-Croix, officier de cavalerie, et le scandale fut tel que l'officier fut mis à la Bastille.

Là, il apprit l'art funeste de composer les plus subtils poisons de l'Italien Exili, qui avait fait périr à Rome plus de cent cinquante personnes, sous le pontificat d'Innocent X. Sorti de prison, il offrit ses secrets à la marquise : celle-ci, au bout de quatre ans, avait empoisonné son père, ses deux frères et sa sœur, et fit, en se jouant, beaucoup de victimes. — Gaudin, s'étant asphyxié par mégarde, on trouva chez lui une cassette adressée à la marquise et qui contenait des paquets de poisons et des lettres attestant les crimes de cette horrible empoisonneuse. Elle s'enfuit à Liége, mais elle tomba entre les mains de la police française, et on trouva dans ses papiers une confession détaillée écrite entière de sa main.

Les substances avec lesquelles avaient été commis les nombreux empoisonnements dont on accusa la marquise de Brinvilliers, étaient

Son exécution profita fort peu. Les empoisonnements, les pratiques magiques auxquelles on les associait, répandaient la terreur et l'épouvante dans les familles, où chaque jour on voyait tomber de nouvelles victimes de la haine ou de la cupidité.

En 1680, on crut voir se renouveler le crime de la Brinvilliers par la Vigoureux[1] et Catherine Deshayes-Monvoisin, autrement dit la Voisin.

C'étaient deux femmes de mœurs plus que suspectes, dont le manége attira l'attention de la police; elles vendaient des essences, des poudres dites *de successions*, des pommades, des breuvages souverains, disaient-elles, pour des maladies réfractaires à la médecine; elles se mêlaient aussi de deviner et de prédire l'avenir[2].

du sublimé corrosif, de l'opium, et surtout de l'arsenic. — Ce sont du moins ces poisons qui furent trouvés, par la commission médico-légale, dans la cassette de Sainte-Croix. — Si l'on veut des détails sur cette affaire, il faut consulter les *Causes célèbres et intéressantes*, par Gayot de Pitaval. — La Haye, 1737.

[1] Vigoureux (la), fameuse empoisonneuse du dix-septième siècle, faisait le métier de sorcière. Elle fut condamnée aussi, en 1680, et fut brûlée, sur la place de Grève, avec la Voisin et ses complices, après l'affaire de la Brinvilliers.

[2] La devineresse occupait deux corps de logis séparés, l'un pour les consultations ordinaires, jeux de cartes, horoscopes et secrets proprement dits: l'autre pour la magie, dans toute l'acception du mot. Le premier, en conséquence, était magnifiquement paré;

Avec ces talents, elles virent arriver chez elles une foule de gens de tous les états, de la cour et de la ville. Leur maison devint un séjour d'intrigues et de séductions. On découvrit que leur commerce ne se bornait pas à des mélanges sains et utiles, qu'il y en avait dont on pouvait faire un très-mauvais usage; que l'amour mécontent, l'ennui d'un trop

l'autre recélait tous les accessoires indispensables pour un théâtre, tels que transparents, décors, trappes et machines. — L'astuce infernale de la Voisin avait placé son antichambre entre les deux corps de logis formant la double branche de son commerce, et la mince épaisseur des tapisseries étouffant à peine la voix des visiteurs, favorisait souvent, dès l'entrée, les pronostics de la sorcière. — La seule nomenclature des ruses de cette femme, si connue au règne de Louis XIV, n'a rien pourtant qui doive surprendre. Pour la plupart, les complices de la Voisin devenaient ses compères ou ses commères à leur insu. C'étaient les gens les plus considérables de la cour de France : c'était la comtesse de Soissons, princesse du sang royal de Savoie ; c'étaient la marquise de Polignac, la maréchale de la Ferté, la comtesse de Roure ; — de là seulement pouvaient provenir les certitudes de la Voisin.

Il est présumable que ces dames, un peu moins discrètes chez la Voisin qu'au cercle du Roi, la mettaient au courant de mille incidents si bien fournis qui devenaient la base de l'horoscope de la Sibylle à la mode. — Il faut du moins s'arrêter à cette idée, en voyant la pauvreté de la mise en scène constatée par différents écrits du temps. — Ainsi, pour des objets perdus qu'elle se chargeait de retrouver, elle se faisait désigner l'objet tel qu'il était et disait ensuite au propriétaire de revenir plus tard. Dans l'intervalle et par son ordre, on peignait à la détrempe l'objet perdu, comme long hymen, les fureurs de la rivalité, le désir ardent des richesses, l'appât d'un héritage qui se faisait trop attendre, pouvaient trouver dans leur arsenal des armes très-dangereuses.

Des détails curieux et fort intéressants sont donnés, sur cette affaire, par une lettre que le comte de Bussi-Rabutin adressa, le 17 janvier 1680, au sieur de La Rivière.

J'en cite textuellement quelques passages :

« Grande nouvelles, Monsieur, la chambre des « poisons a donné décret de prise de corps contre « Monsieur de Luxembourg, contre la comtesse de

on l'avait désigné, sur un transparent, lequel devait se dérouler au plancher. Lorsque son client arrivait, elle lui montrait un bassin rempli d'eau ; — le chaland n'y voyait d'abord que de l'eau claire ; mais, à un signe convenu, le parchemin d'en haut se déroulait et l'objet se réflétait dans le vase magique. — Le provincial voulait-il le prendre, ce transparent, et l'image avait déjà fui. — Aussi gagnait-elle à la fois du temps, des dupes et des pistoles.

Il y avait chez elle des cheminées fort récréatives par lesquelles elle faisait apparaître le diable avec un vacarme effroyable.

L'assurance de cette femme était aussi monstrueuse que le programme de ces sortes de spectacles. — Représentez-vous une laide sorcière enveloppée d'une grande mante brune, gesticulant et parlant avec la rapidité d'une horloge à sonnerie, maniant le feu, l'or, le soufre, comme une fille de Vulcain, comme un Cyclope, et portant sur sa robe noire le mot ABELENACHUS ; tel était, en ses consultations, le portrait de madame Catherine Voisin.

(*Extrait d'un Mémoire du temps.*)

« Soissons, contre la marquise d'Alluye et contre « Madame de Polignac. Aussitôt que Monsieur « de Luxembourg l'eut appris, il partit de Paris et « s'en alla à Saint-Germain, où il ne vit pas le roi, « mais il lui fit demander une lettre de cachet pour « entrer à la Bastille; laquelle Sa Majesté lui ac- « corda. Il vint donc mercredi au soir, 24, s'y « rendre. Son secrétaire a été mené, deux jours « auparavant, au bois de Vincennes[1].

« Le roi envoya, mardi, Monsieur de Bouillon « dire à la comtesse de Soissons[2] que, si elle se

[1] Monsieur de Luxembourg fut placé à la Bastille dans une assez belle chambre, mais madame de Sévigné nous apprend qu'il arriva un ordre de le mettre dans une de ces horribles pièces qui étaient dans les tours. Son intendant fut condamné aux galères, et après deux ans d'exil, le duc de Luxembourg rentra en grâce.

[2] La comtesse de Soissons était fameuse à la cour de Louis XIV; par suite de ses mœurs légères, elle fut obligée de se défaire de sa charge de surintendante de la maison de la Reine, se sauva à Bruxelles et de là en Espagne. La reine, récemment mariée à Charles II, et fille de la malheureuse Henriette, reçut bien l'ancienne amie de sa mère et lui marqua de la confiance, malgré les conseils de son époux qui s'en défiait.

En effet, après avoir bu une jatte de lait, que la comtesse lui présenta, elle mourut presque subitement, en 1689, dans de grandes douleurs. Très-fortement soupçonnée, la comtesse se retira en Allemagne où elle traîna une vie obscure et vint mourir à Bruxelles dans le plus grand délaissement, méprisée de tout le monde et du prince Eugène, son fils.

« sentait innocente, elle entrât à la Bastille et qu'il « la servirait comme son ami ; mais que, si elle était « coupable, elle se retirât où elle voudrait. Elle « manda au roi qu'elle était fort innocente et qu'elle « ne pouvait souffrir la prison. Ensuite elle partit, « avec la marquise d'Alluye, à quatre heures du « matin, le mercredi, avec deux carrosses à six « chevaux. Elle va, dit-on, en Flandre.

« On a envoyé, en Auvergne, l'ordre d'arrêter « Madame de Polignac.

« On a donné ajournement personnel à Madame « de Bouillon.

« On dit que le crime de Monsieur de Luxem- « bourg est d'avoir fait empoisonner, à l'armée, un « intendant des contributions de Flandre, duquel « il avait tiré l'argent du roi.

« La comtesse de Soissons était accusée d'avoir « empoisonné son mari. La marquise d'Alluye,

Elle fut, dit-on, portée à ce crime contre une jeune princesse aimable, qui la comblait de bienfaits, par l'ambassadeur de l'empereur Léopold à la cour d'Espagne. Le chef de la maison d'Autriche allemande ne voyait qu'avec un extrême dépit la prépondérance que la reine, très-estimée et aimée de son époux, obtenait à la France dans le conseil de Charles II, et l'on a cru que l'ambassadeur, persuadé que son maître lui en saurait gré, jugea à propos de se débarrasser, par l'empoisonnement de la reine, des difficultés qu'elle opposait à la liaison trop intime des deux branches autrichiennes.

« d'avoir empoisonné son beau-père. La princesse « de Tingri, d'avoir empoisonné des enfants dont « elle était mère.

« Madame de Polignac était accusée d'avoir em- « poisonné son valet de chambre.

« Le roi a rendu à la duchesse de Foix un billet « qu'elle avait écrit à la Voisin, par lequel elle lui « mandait ce mot : *Plus je frotte, moins ils poussent.* « Sa Majesté lui en demanda l'explication ; elle lui « répondit qu'elle avait demandé une recette à la « Voisin pour se faire donner de l'embonpoint[1], etc. »

Ces quelques mots en disent plus que ne peut en dire l'histoire, qui, certes, n'entre pas, pour un fait particulier, dans tant de détails.

Quoi qu'il en soit, une partie des grands personnages de l'époque se trouvèrent compromis dans cette grave affaire.

Luxembourg, le maréchal de France, illustré par des victoires, subit l'humiliation de la prison ; il y demeura peu, mais il éprouva la disgrâce et l'exil.

Après le procès du maréchal de Luxembourg, on arrêta de nobles personnes qui n'avaient pas rougi de salir le nom qu'elles portaient en trempant dans une ignominie semblable.

[1] La duchesse étant fort maigre, dit-on, demandait à l'artifice des dons que la nature lui avait refusés.

Madame de Bouillon fut exilée à Moulins, et Madame d'Alluye, à Amboise.

On créa, pour suivre cette affaire, un tribunal qui siégea à l'Arsenal, et qu'on nomma *Chambre ardente*, parce qu'il s'agissait d'un crime dont le feu devait être la punition.

Le tribunal s'assembla à l'Arsenal et condamna au supplice du bûcher la Voisin, qui fut brûlée vive le 22 juillet 1680.

Plusieurs autres personnes de tout rang furent, pendant cette année, et même pendant la suivante, arrêtées par ordre de cette commission et condamnées à différentes peines.

Les empoisonneurs, les sorciers, les noueurs d'aiguillettes, étaient poursuivis avec la même ardeur. On voit, notamment, une famille italienne, nommée Travato, emprisonnée comme possédant des secrets et vendant des substances *toxiques*.

Les pâtres, dans les campagnes, s'en prenaient aussi au bétail ; — victimes inoffensives de leurs vengeances, — les animaux étaient sujets à toute sorte de maladies : des épizooties sévissaient continuellement, au point que l'autorité s'en mêlant, on arrêta plusieurs bergers de la Brie, en 1691, qui furent condamnés pour avoir employé des poisons destinés à faire périr des troupeaux.

On lit dans le recueil des pièces pour servir de

supplément à l'*Histoire des Pratiques superstitieuses* du P. B[r] Pierre Lebrun, tome IV, page 499, que les prétendus sorciers de la Brie se servaient des substances suivantes pour opérer leurs sortiléges :

« Du sang, des crapauds, des couleuvres, des « chenilles, qu'ils mettent le tout dans un pot de « terre neuf, acheté *sans marchander*, dans lequel « ils mettent encore plusieurs billets sur lesquels ils « écrivent avec du sang d'animaux des mots magi- « ques et cabalistiques. »

Mais on lit dans les *Mémoires de l'abbé d'Artigny*, tome V, page 154, « qu'une ordonnance du mois de « janvier 1682 porta un coup fatal aux magiciens et « aux devins, mis au même rang que les empoison- « neurs, — et tous condamnés, comme tels, au « dernier supplice ; ce qui limita considérablement « la puissance infernale. »

— Si la ville eut des familles déplorant la perte de leurs membres par des empoisonnements étranges, la cour n'en était pas moins exempte ; car on pense, peut-être avec raison, qu'une partie de la famille du roi Louis XIV mourut empoisonnée. La mort étrange et presque subite de Madame Henriette d'Angleterre a toujours étonné les historiens. — Le mal se déclara par des douleurs affreuses au moment où elle achevait de boire un verre d'eau de chicorée ; sa première exclamation fut qu'elle était empoisonnée. — Mademoiselle, qui y courut des premières avec le Roi, rapporte des circonstances qui sont précieuses.

« En arrivant à Saint-Cloud, dit-elle, nous ne « trouvâmes quasi personne qui parût affligé. Mon- « sieur semblait fort étonné. Nous vîmes Madame « sur un petit lit qu'on avait fait à sa ruelle, tout « échevelée; elle avait le nez retiré et toute la figure « d'une morte. Elle voyait avec peine cette tran- « quillité de tout le monde; le Roi raisonnait avec « les médecins, et Vallot ne savait trop qu'en dire.

« — Mais, disait le roi, on ne laisse pas ainsi « périr une personne sans aucun secours.

« Ils se regardaient et ne disaient mot. »

Ce détail dénote sinon une mort violente, du moins une mort précédée de mesures peu propres à la prévenir.

M. d'Argenson raconte, dans ses *Essais*, qu'entre les officiers de bouche de Madame Henriette, il y en eut un qui se trouva assez riche, après sa mort, pour ne pas désirer, comme les autres, d'entrer au service de la seconde dame de Monsieur.

« Comme celle-ci lisait la liste de ces officiers, « et voyant que celui-là manquait, elle en témoigna « de l'étonnement et demanda s'il était mort. — « Oh! non, Madame, mais je compte qu'il ne vous « servira jamais.

« On a remarqué, ajoute le même écrivain, que « cet homme ne parlait jamais de Monsieur, que « jamais il n'allait au Palais-Royal ni à Saint-Cloud ; « on prétend même qu'il se troublait quand on par- « lait devant lui de son ancienne maîtresse. »

On accusa d'Effiat d'avoir donné à Madame Henriette un poison qui avait été envoyé de Rome, par un nommé Morel, de la famille des d'Effiat, que le public accablait de son mépris.

Saint-Simon explique, au chapitre XCIV de ses *Mémoires*, la cause qui semblerait faire peser les soupçons sur le chevalier de Lorraine et sur M. d'Effiat. Le chevalier de Lorraine exerçait sur Monsieur un empire tel, qu'il se faisait sentir à Madame.— Madame ne put subir cette domination, et comme sa faveur était très-grande auprès du Roi, elle obtint l'exil du chevalier de Lorraine. — Monsieur en fut affecté et en eut un profond chagrin.

D'Effiat, premier écuyer de Monsieur, homme d'un esprit hardi, et le comte de Beuvron, capitaine de ses gardes, étaient fort désolés du départ du chevalier de Lorraine, car son absence nuisait fort à leurs affaires.

Saint-Simon, auquel j'emprunte les détails à ce sujet, dit que la bonne santé dont jouissait Madame achevait de leur faire perdre de vue le chevalier de Lorraine. Celui-ci était allé en Italie, où il y promenait son dépit. Le chevalier envoya à ses deux amis un *poison sûr et prompt*, par un exprès qui ne savait peut-être pas lui-même ce qu'il portait.

Madame était à Saint-Cloud, et prenait, sur les sept heures du soir, pour se rafraîchir, un verre d'eau de *chicorée*. Cette eau lui était préparée par un garçon de sa chambre; il la mettait dans une des antichambres de Madame, avec son verre. Cette eau de chicorée était dans un pot de faïence ou de porcelaine. Il y avait toujours auprès de ce pot un autre vase rempli d'eau commune, en cas que si elle trouvait celle de chicorée trop amère, elle put l'atténuer.

Cette antichambre était le passage public pour aller chez Madame, et personne ne s'y tenait guère. Le marquis d'Effiat était au courant de tout cela. Le 29 juin 1670, il y passa; ne trouvant personne qui allait chez la princesse, et n'étant suivi non plus de personne, il se détourne, va à l'armoire, l'ouvre, jette son *boucou* (poison). Il entend quelqu'un, s'arme de l'autre pot d'eau commune, et il le remettait dans l'armoire, quand le garçon de la chambre, qui avait soin de cette eau de chicorée, arrive, se récrie, court à lui et lui demande ce qu'il va faire à cette armoire. — Le marquis d'Effiat, sans se déconcerter, lui répond qu'ayant soif et sachant qu'il y avait de l'eau en cet endroit, il était venu s'y rafraîchir. Le garçon grommelait, d'Effiat s'excusait, et, sans manifester la plus petite émotion, il va se mêler au cercle des courtisans qui se trouvaient dans les appartements de Madame.

Madame mourut le lendemain 30 juin, à trois heures du matin. Le Roi fut accablé de douleur.

Ayant entendu dire que Purnon, premier maître d'hôtel de Madame, était dans le secret; il le fit appeler, et, en le menaçant de la mort s'il ne disait la vérité, il lui demanda si Madame n'avait pas été empoisonnée. Sur son affirmation, il lui demanda encore qui avait envoyé le poison; il lui répondit que c'était le chevalier de Lorraine qui avait envoyé le poison à Beuvron et à d'Effiat.

— Et mon frère, dit le roi, le savait-il?

— Non, il ne le savait pas, lui répondit Purnon, il les aurait perdus.

La chose en resta là.

C'est donc par du poison envoyé d'Italie que Madame Henriette aurait succombé. Saint-Simon l'affirme, ses affirmations sont précises.

Le roi Louis XIV, au second mariage de Monsieur, prit Madame en particulier, lui avoua ce fait, la rassura sur la probité de son frère, lui disant qu'il était trop honnête homme pour lui faire épouser son frère s'il le croyait capable et coupable d'un tel crime.

Les médecins qui assistèrent à l'ouverture du corps de la princesse, ne s'accordèrent pas sur leurs recherches, et la main exécrable qui précipita Henriette au tombeau resta impunie.

On n'a pas dit quel était le poison employé pour perpétrer ce crime; mais il est probable que l'arsenic ou le sublimé, tant employés par les empoisonneurs du temps de Louis XIV, étaient les poisons dont on se servait de préférence. La commission légale, qui avait été chargée d'examiner les poisons de la Brinvilliers, avait reconnu le *sublimé,* l'*opium,* et surtout l'*arsenic*, comme étant plus fréquemment associés à ses poudres meurtrières.

La mort de Madame Henriette d'Angleterre, en 1670, fit une sensation assez grande, plutôt dans le peuple qu'à la cour.

Le Dauphin était mort, en 1711, sans que sa mort n'eût cependant causé aucune remarque douloureuse. On ne s'en préoccupa point. On se félicitait de voir le trône prochainement occupé par le duc de Bourgogne, prince qui avait le sentiment le plus profond des devoirs de la royauté. Toutes ces espérances disparurent en quelques jours. Sa femme, Adélaïde de Savoie, princesse pleine de grâce et d'esprit, qui faisait le bonheur du vieux roi Louis XIV et de Madame de Maintenon, fut atteinte, le 5 février 1712, d'une maladie qui dérouta la science des médecins, et six jours après elle mourut, à l'âge de vingt-cinq ans. Le duc fut enlevé six jours après elle. Les deux époux laissaient deux fils : le duc de Bretagne, âgé de cinq ans, mourut peu de jours après, de la même maladie que ses parents, et le duc d'Anjou, âgé d'un an, tomba malade et n'échappa à la mort que grâce aux soins que lui donna sa gouvernante ; ce prince devait, trois ans après, s'appeler Louis XV.

Ces morts précipitées jetèrent le vieux roi, la cour, le royaume, dans une profonde stupeur ; la douleur populaire fut extrême, et tout le monde crut à des empoisonnements ; les accusations, dit Saint-Simon, attisées par Madame de Maintenon et par le duc du Maine, se portèrent sur le duc d'Orléans, qui voulait arriver au trône par tous ces sépulcres [1].

Ce prince, très-instruit et très-spirituel, passait pour capable de tout. La clameur publique devint telle, que le duc d'Orléans se vit abandonné de

[1] Sans vouloir appuyer l'accusation portée contre le duc d'Orléans, il ne faut pas s'étonner qu'à la mort du Dauphin et de son fils, on ait dirigé des soupçons contre le neveu de Louis XIV. Ce prince, très-instruit, cultivait la chimie avec passion, et avait un des plus beaux laboratoires de l'Europe ; c'était tout un événement dans une cour, où on ne s'occupait guère ou pas du tout de sciences. Chimiste, dans l'esprit des courtisans et du peuple, était synonyme d'empoisonneur. (*Note de l'auteur*).

toute la cour. Louis XIV, moins convaincu de son innocence que craignant de découvrir la vérité, ne voulut pas entendre le duc d'Orléans; et s'il ne se fût trouvé un honnête homme, Maréchal, chirurgien du roi, pour nier obstinément le poison, il est probable qu'il eût traduit son neveu devant un tribunal.

L'histoire ne dit pas positivement si ces princes moururent empoisonnés. Mais, sous le règne de Louis XIV, la perversité était poussée à un si haut degré, que les exemples que nous avons cités plus haut corroborent l'idée que l'on peut s'en faire.

Dans la matière qui nous occupe, deux choses indiquent le pouvoir du mauvais esprit : la magie et le poison. La première atteste l'empire de l'erreur; la seconde, la perversité.

Le luxe dont la cour donna tant d'exemples pendant toute la durée de ce règne, exerçait, sur l'opinion publique et sur la morale, son influence corruptrice. La haine et l'envie déterminèrent des actions dont le résultat funeste n'est dû qu'aux passions fortement agitées, et au peu de respect que l'on avait pour la vertu.

CHAPITRE IX

Quel était le poison employé le plus fréquemment à cette époque. — État de la science toxicologique jusqu'à la fin du règne de Louis XIV. — Lefebvre, — Glazer, — Nicolas Lemery.

Dans les événements que nous venons de parcourir, et qui ne renferment que des faits bien connus pour pouvoir les reproduire dans toute leur authenticité, le poison actif employé, sans doute, était l'*arsenic*.

Si, — on a dû le remarquer depuis le commencement de cet ouvrage, — nous nous sommes appesanti plutôt sur l'arsenic que sur tout autre poison, c'est qu'il était plus facile de se procurer cette substance que toute autre.

L'acide arsénieux ou arsenic, et le fait est constant, a figuré dans plus des deux tiers des empoisonnements commis dans des intentions homicides.

Cette préférence, que les empoisonneurs accordaient à l'acide arsénieux avant la vulgarisation d'autres poisons, et surtout avant la fabrication des allumettes chimiques, s'explique par l'absence de toute coloration distincte, et de toute saveur désagréable et forte lorsqu'il est mélangé à des aliments un peu sapides, ainsi que par l'énergie de son action et par les petites proportions qu'il s'agit d'administrer.

Nous avons eu l'occasion de citer et de faire l'application de ce fait plusieurs fois.

Sous le règne de Louis XIV, la connaissance de l'arsenic était propagée par les devins, les sorciers, qui, sous le nom de *poudre de successions,* était administrée à ceux dont on voulait se défaire dans un intérêt quelconque[1].

Les recherches chimiques et toxicologiques n'étaient pas encore au jour, comme elles le sont à notre époque; aussi l'impunité était-elle le plus souvent assurée aux criminels.

Cependant le siècle de Louis XIV vit un mouvement intellectuel se produire et porter ses fruits dans les sciences chimiques et pharmaceutiques.

Le sociétés savantes, fondées par le roi, sous

[1] Le sublimé corrosif, l'arsenic, l'opium, entraient dans leur composition.

l'impulsion de Colbert, son premier ministre, qui en prit la haute direction, commençaient à donner des travaux sérieux : et, vers la même époque, on vit paraître une multitude de Traités de chimie appliquée à la médecine et à la pharmacie, résumant plus ou moins fidèlement les connaissances du temps.

Les auteurs, dont les traités résument le mieux les connaissances chimiques, et qui avaient le plus de vogue, étaient Lefebvre, Glazer, Lemery. — Lefebvre est considéré comme le type des chimistes de son époque [1]. Il fut appelé, par Valot, premier médecin de Louis XIV, à remplir la chaire de démonstration du Jardin des Plantes, illustrée par Davisson. Il fit, sur la chimie, un ouvrage qui eut cinq éditions, et qui fut traduit en allemand et en anglais. Il établit trois genres dans sa chimie : l'une

[1] Il est très-curieux de lire les instructions précises qu'il donne aux apothicaires qui veulent exercer leur profession avec conscience.

« Il faut, dit-il, quand les apothicaires cuiront leurs sirops de « fleurs odorantes, qu'on ne sente pas leurs boutiques de trois ou « quatre cents pas ; ce qui témoigne la perte de la vertu essentielle « des parties volatiles des fleurs et des écorces odorantes, si ce n'est « que ces apothicaires veuillent faire sentir leurs boutiques de bien « loin, par une vaine politique qui, néanmoins, est très-dangereuse « et très-dommageable à la société. »

(Voir le *Traité de Chimie* de LEFEBVRE, 5e édition, 1751, tome I, page 364.)

philosophique, l'autre iatrochimique, la dernière pharmaceutique.

Vers l'époque de la création de la Société royale de Londres, il fut invité, par le roi Charles II, à venir prendre en Angleterre la direction du laboratoire de Saint-James.

Son successeur fut Christophe Glazer. Il s'occupa plutôt de poisons proprement dits que de toutes autres substances chimiques. La pierre infernale, le sel antifébrile, la liqueur corrosive d'arsenic, dont il décrit les propriétés terribles; enfin il fit paraître un *Traité de Chimie*.

Glazer s'occupa trop de poisons, car il fut impliqué dans le procès de la marquise d'Aubray de Brinvilliers, l'empoisonneuse, et par suite de ce procès il quitta le royaume.

Le fameux Nicolas Lemery s'occupa aussi des poisons, et voici la définition qu'il en donne :

« Le poison est tout ce qui peut rompre, détruire « la liaison de l'économie des humeurs du corps, « en corrodant les parties ou en empêchant le cours « naturel des esprits. »

Il cite, comme poisons les plus connus, l'*arsenic*, le *sublimé*, la *ciguë*.

Il distingue dans l'intoxication deux effets différents : les uns, dit-il, comme la vipère, le scorpion, la ciguë, coagulent le sang. — Les antidotes sont ceux des anciens. — Les autres, comme le sublimé ou l'arsenic, rongent et ulcèrent les entrailles jusqu'à ce que la gangrène y soit venue, d'où s'ensuit la mort.

Lemery avait fait des expériences toxicologiques sur des animaux. Il raconte à ce sujet l'histoire de deux souris renfermées dans une bouteille de verre contenant deux scorpions vivants.

La première souris, qui était la plus petite, mourut un quart d'heure après avoir été piquée; l'autre, qui était la plus grosse, fut également piquée, mais aussitôt elle se vengea en mangeant les deux scorpions, à l'exception de la tête et de la queue. Elle échappa saine et sauve.

Lemery a travaillé, en outre, sur l'antimoine, le plomb, l'huile de vitriol, etc., etc.......

Homberg, dans le laboratoire du duc d'Orléans, faisait de magnifiques expériences : il fit connaître en France la découverte du phosphore.

*
* *

Au commencement du dix-huitième siècle, l'immense retentissement de nouvelles théories découvrit un vaste champ aux expériences et aux conceptions des savants qui l'illustraient; les travaux de ce siècle et ceux du siècle précédent sont, pour ainsi dire, l'avant-garde de la révolution qui devait s'opérer dans les sciences chimiques.

L'impulsion était donnée, et la seconde partie du dix-huitième siècle devait enfanter une chimie dégagée de toutes les superstitions et de toutes les absurdités qui, pendant tant de siècles, avaient entravé cette belle et utile science.

TABLEAU

DES PLANTES ET SUBSTANCES

EMPLOYÉES PAR LES MAGICIENS DE L'ANTIQUITÉ

POUR COMPOSER DES PHILTRES,

POUR TOUTES LES PRATIQUES TENDANT A PROCURER DES VISIONS

ET DES HALLUCINATIONS MOMENTANÉES

SUIVI DE NOTES EXPLICATIVES

TABLEAU

des principales substances ou drogues employées par les magiciens pour la composition des philtres occasionnant des hallucinations et des visions momentanées.

NOMS.	FAMILLES.	MODE D'ADMINISTRATION.	EFFETS.
Belladone. Baies. Feuilles. Racines et Suc.	Solanées.	Infusion, poudre ou suc.	Folie furieuse, sommeil durant vingt-quatre heures. La poudre de la racine contracte le pharynx et empêche d'avaler.
Datura. Graines. Feuilles. Racines. Suc.	Solanées.	Infusion mêlée aux liqueurs. Usitée dans l'Inde.	Stupeur de vingt-quatre heures accompagnée d'un rire continuel. La stupeur est si profonde, que rien de ce qui se passe sous les yeux n'affecte ou ne touche. Visions singulières et surprenantes.
Mandragore.	Solanées.	Poudre desséchée introduite dans les aliments.	Imbécillité complète, qui dure plus ou moins, suivant la dose.
Hyoscyamus datura.	Solanées.	Infusion	A la dose d'un gramme ou deux, remplissait l'imagination des illusions les plus douces, que rien ne peut égaler en charmes.
Potamantis.	Non classée.	Infusion.	Décrite par Pline. — Prise en infusion, elle jette dans le délire.

NOMS.	FAMILLES.	MODE D'ADMINISTRATION.	EFFETS.
Achæmenis.	Non classée.	Poudre : — Pastilles.	Tourment pendant le sommeil.— Les anciens croyaient que les coupables qui en absorbaient, se voyaient poursuivis par les dieux qui les forçaient à confesser leurs crimes. — Pline la décrit aussi.
Herbe douce.	Non classée.	Au Kamtchatka, on retire de cette plante une eau-de-vie qui enivre facilement d'une manière très-violente.	Songes effrayants durant la nuit. — Celui qui en a pris sent, le lendemain, des inquiétudes et des agitations aussi grandes que s'il avait commis quelque crime.
Ophiusa. Plante d'Ethiopie	Non classée.	En breuvage et en suc.	On se croyait assailli par des serpents. La terreur que l'on ressentait était si grande qu'elle conduisait à se donner la mort.
Le Muchamore.	Champignon de Sibérie.	Pris en mets, en liqueur ou en infusions	Délire profond, tantôt gai, tantôt plein de tristesse et d'épouvante.
Extrait de Chanvre combiné à l'opium.		Pris en petites doses sous la forme de pastilles.	Délire féroce, et rage sanguinaire de peu de durée.
Plante myope.	Solanées.	Suc, en frictions.	Ce ne peut être que la *belladone*, dont le suc, introduit dans l'œil, a la propriété d'obscurcir la vue momentanément, d'où son nom de *plante myope*.

NOMS.	FAMILLES.	MODE D'ADMINISTRATION.	EFFETS.
Euphorbe. Rhus-Toxico-dendrum.	Euphorbiacées Térébenthacées.	Suc. Suc.	Le suc de ces plantes, lancé sur la peau, cause une éruption, qui faisait croire que les magiciens qui le projetaient sur le corps avaient le pouvoir de donner la lèpre.
Maslach.		Boisson.	Mêlée d'*opium*, elle rendait frénétiques ceux qui en buvaient
Aconit.	Renonculacées	Boisson, Infusion ou Poudre.	Mêlée aux aliments, en petites doses, elle produisait une insensibilité simulant la mort.
Colchique.	Colchicacées.	Boisson, Infusion ou Poudre, à doses faibles	Terreur inouïe suivie de mort, suivant le degré de la substance employée.
Ellébore.	Renonculacées	Poudre.	Servait aux magiciens, qui en faisaient un secret pour détruire les animaux nuisibles.
Jusquiame. (Semences.)	Solanées.	Breuvage.	Produisait, à petites doses, la folie momentanée. Les semences de jusquiame, projetées sur des pierres rougies au feu, occasionnent des vapeurs qui excitent aux querelles ceux qui les respirent.

SUPPLÉMENT

AU TABLEAU DES PLANTES ET SUBSTANCES

EMPLOYÉES PAR LES MAGICIENS.

REMARQUES

Les Egyptiens avaient la faculté de charmer les serpents avec l'*aristoloche*, nommée *aristolochia anguicorda* (aristolochiées).

*
* *

Quant au *népenthès*, dont il est parlé dans la plus haute antiquité, on le rapproche, d'après l'assertion de M. Virey, au *hyoscyamus datura* par ses propriétés.

.˙.

MOTS CABALISTIQUES, SYMBOLES, DIVINATIONS.

Le mot cabalistique *Abracadabra*, écrit sous la forme d'un triangle équilatéral :

A B R A C A D A B R A

B R A C A D A B R

R A C A D A B

A C A D A

C A D

A

était une amulette réputée très-efficace contre toutes les maladies; suspendu au cou ou porté sur l'estomac, il devait prolonger la vie bien au-delà du terme ordinaire.

.˙.

Les animaux étaient aussi un symbole : l'*aigle*, le *lion*, la *salamandre*, le *dragon*, le *basilic*, la *cigale*. Le *lion jaune* était le symbole du *soufre;* le *lion rouge*, celui du *sulfure rouge* de *mercure;* le *lion vert*, des sels de *cuivre;* le *lion noir*, des *sulfures noires*, particulièrement celui de *mercure*. Aussi, dans le langage des magiciens, l'*aigle noir* se change en *lion rouge;* cela signifiait que, par sublimation[1], le sulfure noir se change en sulfure rouge.

Les quatre éléments jouaient aussi leur rôle. Le principal animal habitant le *feu* était la *salamandre.* — C'est pour cela qu'elle est représentée toujours au milieu des flammes.

Dans les divinations, toutes les plantes à corolles d'or, à couleur jaune, représentaient le soleil. — C'est pourquoi, dans les opérations magiques, il est souvent question de la *chélidoine,* du *suc de chélidoine.* — Etaient classés dans la même catégorie le vulgaire *bouton d'or* qui borde nos chemins; — la *rhubarbe* ainsi que le *suc de sycomore* jouissaient du même privilége.

Ajoutons-y une plante, qui, surtout aujourd'hui, et principalement dans le centre de la France, jouit d'une considération moins honorifique que celle dont elle jouissait jadis. C'est le vulgaire *millepertuis.* Employé actuellement dans l'huile, où il constitue, dans la médecine populaire, une panacée univer-

[1] Mode particulier de distillation de certains corps solides, dans lequel on les réduit en vapeur pour les recueillir sous forme compacte, cristalline ou pulvérulente. — Cette opération s'exécute soit dans des vases de verre, soit dans des vases de terre réfractaire, ou dans des chaudières en fonte chauffées à feu nu et communiquant avec des chambres, comme cela se pratique pour obtenir la *fleur de soufre,* le *calomel dit à la vapeur.*

selle contre les coups et surtout les brûlures. — A l'époque de la magie et des symboles, il était l'image du soleil (*Hieracioni perfoliatum*). Il doit son nom à la multitude de petits trous que l'on aperçoit dans les feuilles et les pétales.

On l'appelait encore *herbe de la Saint-Jean*, qui mettait les démons en fuite.

Le sang *frais* et le sang *putréfié* renfermaient aussi de profonds mystères. Dans l'ancienne Egypte, la viande souillée de sang était totalement exclue de la nourriture.

Quant aux plantes de la famille des *solanées*, que j'ai fait figurer dans le Tableau, prises à de certaines doses, elles troublent d'une manière étrange l'appareil d'innervation : de là les visions extraordinaires, accompagnées d'un délire gai ou furieux.

Note A.

Le poëme d'Orphée, *De Lapidibus*, a pour but de démontrer l'utilité des antidotes ; il cite les pierres précieuses réputées comme telles; il recommande toujours de donner ces pierres précieuses en poudre, dans un vin généreux. — Théodomas, fils de Priam, raconte à Orphée les propriétés des pierres et surtout leur vertu contre les morsures des animaux venimeux. — Il énumère la topaze, l'opale, le jaspe, la lépidote, le chrysolite, l'aimant, le rubis, l'émeraude. La famille de Laomédon et les rois de Troie interviennent dans le récit et les anecdotes. Le poëte intercale plusieurs circonstances qui sont particulières à Hector et à Ulysse.

Note B.

LE MANCENILLIER (*Mancenillier hippomane, Mancinilla*).

Les anciens le désignaient sous le nom d'*Hippomane*. Cette plante vénéneuse croissait en Arcadie, et avait la propriété de rendre les chevaux furieux.

Les fruits de cet arbre, d'un jaune verdâtre, colorés d'un côté de l'incarnat le plus vif, se détachent élégamment sur une feuille d'un beau vert. Une odeur agréable les rend encore plus séduisants. Leur saveur, d'abord très-fade, devient bientôt caustique ; toutes les parties de la bouche sont promptement enflammées et corrodées. Plus d'une fois, le voyageur altéré, à qui son aspect semblait promettre un suc rafraichissant, a payé de sa vie l'imprudence d'y avoir goûté.

Un homme, qui n'était pas instruit des effets dangereux des pommes de Mancenillier, fut si tenté par leur odeur et leur couleur, qu'il eut l'imprudence d'en manger deux douzaines. Une heure après, son ventre se tuméfia, ses lèvres, ulcérées, lui causaient des démangeaisons insupportables.

Dans cet état désespéré, il ne savait que faire, et le pauvre malheureux attendait la mort pour mettre fin à ses tourments cruels, lorsque un nègre alla cueillir des feuilles de médicinier qu'il fit infuser dans de l'eau tiède. Il lui en fit prendre plusieurs verres ; au bout de quelque temps, le malade rendit une partie du poison qu'il avait pris et fut sauvé.

PEYSONEL.

Note C.

L'onction magique et les liniments faisaient souvent prendre, dans les rêves, ce que la prévention prend pour des choses réelles.

Ainsi, par exemple, l'extrait ou le suc de Belladone appliqué sur une plaie cause un délire accompagné de visions ; une goutte de cette substance, introduite dans l'œil, produit un phénomène particulier. L'homme ainsi touché à son insu voyait les objets se doubler autour de lui. (Diplopie).

L'expérience a prouvé qu'administrées en liniments et aspirées par le système cutané, ou endermique, plusieurs préparations pharmaceutiques agissent comme si elles avaient été introduites dans l'estomac.

Un médecin égyptien, pour guérir Leucippe, attaquée de frénésie, lui appliqua sur la tête un liniment composé d'huile dans laquelle il avait fait dissoudre un médicament approprié à la circonstance. (*Roman d'Achille Tatius.*)

Au centre du Mexique, les prêtres oignaient leur corps d'une pommade fétide, lorsque, disaient-ils, ils voulaient entrer en communication avec la divinité.

Le tabac servait de base à la pommade, combiné avec une

substance moulue, qu'ils nommaient *Ololuchqui*. C'est une semence qui a la propriété de priver l'homme de son bon sens et engourdissait sa sensibilité.

Enfin, frottés de drogues fédides sous les pieds et dans les mains, plusieurs, sous l'influence de l'onction magique, se sont rendus *au Sabbat* la nuit au milieu de leur sommeil. — Les ingrédients dont on se servait avaient sûrement une efficacité quelconque.

Note D.

Porta, cité dans le cours de l'ouvrage, dans sa *Magie naturelle*, liv. II, et Cardan, dans son livre *de Subtilitate*, lib. XVIII, ont indiqué deux plantes qui, par leurs propriétés, servaient dans les onctions magiques pour se transporter au *Sabbat*. Ils parlent de deux recettes : le *solanum somniferum*, fait la base de l'une, la *jusquiame* et l'*opium* font la base de l'autre.

André Laguna, médecin du Pape Jules III, découvrit, en 1545, chez un sorcier, une pommade composée de substances assoupissantes ; il l'expérimenta sur une femme attaquée de frénésie et d'une insomnie que rien ne pouvait vaincre. Elle dormit trente-six heures de suite, voyant dans son sommeil des danses joyeuses, entendant continuellement le son des flûtes et des tambourins. C'étaient sans doute des médicaments du même genre qui lui causaient ces effets.

Note E.

Josèphe a décrit une plante nommée *baaras* avec laquelle les exorcistes hébreux chassaient les démons des corps des possédés. Elien, dans son livre de *Natura animal*, lib. XIV, cap. XXVI, sous le nom de *Cynospastos*, décrit la plante *baaras* à laquelle Josèphe attribue la propriété de chasser les démons. Il la compare à une espèce d'*algue* marine recélant un poison violent. C'était en fumigations que cette plante était employée.

Ils prétendaient aussi guérir avec ce moyen l'épilepsie.

M. Wagner, dans son *Histoire sur la Russie*, page 207, raconte que, pour délivrer les Samoïèdes des accès de frénésie où les jette la terreur, il suffit de leur brûler sous le nez des poils de renne ; et dans un ouvrage paru à Paris, en 1856, par Samuel Hahnemann, intitulé *Dissertation historique et médicale sur l'Elléborisme*, on lit que les filles de Prætus furent guéries par l'ellébore d'une folie qui leur avait été envoyée par la colère des dieux.

E. SALVERTE.
Sur les Sciences occultes.

Note F.

Les ouvrages des anciens sont très-féconds sur les propriétés que possèdent les plantes pour guérir. L'usage des simples et les formules de médicaments venaient d'Egypte. On employait la *jusquiame* dans le traitement de l'épilepsie. Le charlatanisme et les sorciers ont attribué à des procédés insignifiants une propriété extraordinaire à ce qui, pourtant, est très-ordinaire. Fromman cite un homme qui indiquait contre la suette et la consomption un remède simple ; mais on ne devait pas se servir du feu ordinaire pour la préparation : il fallait prendre un pommier frappé par la foudre, en fabriquer une scie, et s'en servir pour scier le seuil de bois d'une porte sur lequel beaucoup de personnes passaient, jusqu'à ce que le frottement répété de l'instrument sur le seuil produisît de la flamme.

Caton, *de Re Rustica*, p. 160, pour remédier aux luxations de l'os de la cuisse, prescrit l'application d'éclisses disposées de manière à soutenir le membre fracturé dans sa position naturelle, et chanter pendant l'opération des paroles indiquées, paroles inintelligibles desquelles dépendait la guérison.

Note G.

On a beaucoup vu de versions qui s'étendent longuement sur la propriété que possèdent certaines herbes de suspendre le sentiment de la faim ou de la soif. Acosta, dans son *Histoire naturelle des Indes*, etc., liv. IV, chap. XXII, parle de certaines plantes possédant cette vertu : le *tabac* et le *coca*, ou herbe du Pérou. Mathiole raconte que les Scythes faisaient usage d'une herbe agréable au goût, qui suppléait à la nourriture pendant dix jours entiers. Une autre herbe soutenait aussi, dit-on, de cette façon cavaliers et chevaux.

Avicenne passe pour l'inventeur et le fabricateur de pilules qui, de la grosseur d'une fève, et prises à la dose de deux, empêchaient les Calédoniens de ressentir l'effet ni de la faim, ni de la soif; c'était l'art de réduire, sous un petit volume, les substances éminemment nutritives ; mais une nourriture semblable ne donne pas de force. Les tribus Berbères des environs de Boun se nourrissent d'une pâte composée de blé grillé et de miel.

Note H.

L'affaire des bergers de la Brie, qui empoisonnaient les troupeaux, n'est pas sans précédents. M. Lorente, dans son *Histoire de l'Inquisition*, dit que l'on enseignait au Sabbat la composition de poudres propres à nuire aux récoltes, à dessécher les plantes, à faire avorter les fruits et même à faire périr les animaux dans leurs champs et leurs pacages. Les Chinois, dans l'antiquité, se servaient d'une eau empoisonnée pour faire crever les arbres, et Pline raconte, dans son *Histoire naturelle*, lib. XVIII, cap. VI, que Démocrite prescrivait de répandre sur les racines des arbres du suc de ciguë dans lequel on avait fait séjourner des fleurs de lupin.

Non-seulement on s'attaquait aux plantes et aux animaux mais encore on empoisonnait l'air par des procédés chimiques, que l'on ne manquait pas d'attribuer à la vengeance des dieux. — A Séleucie, sous le règne de Marc-Aurèle, un temple fut livré au pillage : un réduit est découvert par des soldats, ils enfoncent la porte, et soudain une odeur pestilentielle se répand dans l'atmosphère. C'était sans doute un mélange analogue à la composition de la poudre *puante*. — Le nitrate d'arsenic servait à sa composition. Cette invention suivit de près celle du canon : on remplissait d'une poudre, préparée pour cela, des bombes et des grenades. Ces projectiles, en se crèvant, répandaient une odeur si infecte qu'elle frappait de mort quiconque la respirait. J'ai déjà parlé des flèches empoisonnées : non-seulement elles tuaient ceux qu'elles atteignaient directement, mais encore elles étaient infectées et asphyxiaient par leur odeur meurtrière ceux qu'elles n'atteignaient pas. L'odeur ne se dégageait que dans les rangs ennemis, car, autrement, ceux qui les lançaient en auraient subi les funestes conséquences.

CHAPITRE X

CONCLUSION.

Je termine ce travail ; peut-être n'en sera-t-on pas fâché : les abstractions de la science, les termes dont il faut l'assaisonner, sont loin de parler au cœur, de chatouiller l'oreille et de produire l'effet d'un émouvant récit.

Toutefois, pour adoucir la voix trop rude et le langage un peu âpre de la chimie et de l'art pharmaceutique, j'ai cru devoir empiéter de temps à autre sur l'histoire et sur le domaine de la chronique.

J'aurais peut-être pu aller plus loin, mais tout le monde sait que la vraie chimie a commencé vers la seconde moitié du dix-huitième siècle.

Quant à l'historique des empoisonnements modernes, je n'ai qu'une simple observation à soumettre : les savants, tels que *Caventou, Raspail, Bérard, Magendie, Tardieu,* et tant d'autres, ont déblayé, élucidé la matière. Ces grands esprits, ces génies ont trop bien parlé pour que l'on ose, dans sa médiocrité, se permettre de leur donner la réplique.

Au point de vue de l'histoire, les romanciers, les dramaturges, les journalistes, ont envahi le triste champ des hontes et des cruautés humaines. Donc, je m'en tiens à ce que j'ai fait : *Sat prata biberunt.*

Moulins (Allier), le 6 mai 1868.

FIN.

Moulins. — Imp. de Fudez Frères.

TABLE DES MATIÈRES

Pages.

FIN DE LA TABLE DES MATIÈRES.

www.ingramcontent.com/pod-product-compliance
Ingram Content Group UK Ltd.
Pitfield, Milton Keynes, MK11 3LW, UK
UKHW031910260826
14628UKWH00003B/1113

9 782329 420929